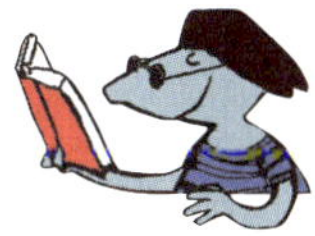

Michaela Hanauer

Pony & Co

Keine Angst vor Pferden

Michaela Hanauer, 1969 in München geboren, war schon als Kind selbst eine begeisterte Leseratte. Nach ihrem Studium machte sie diese Leidenschaft zum Beruf und arbeitete in einem Kinder- und Jugendbuchverlag, bevor sie sich als Autorin selbstständig machte.

Iris Hardt, 1971 in Essen geboren, studierte in Münster Illustration. Dort arbeitet sie heute für verschiedene Schul- und Kinderbuchverlage in einem Gemeinschaftsatelier.

Michaela Hanauer

Pony & Co

Keine Angst vor Pferden

Illustrationen von Iris Hardt

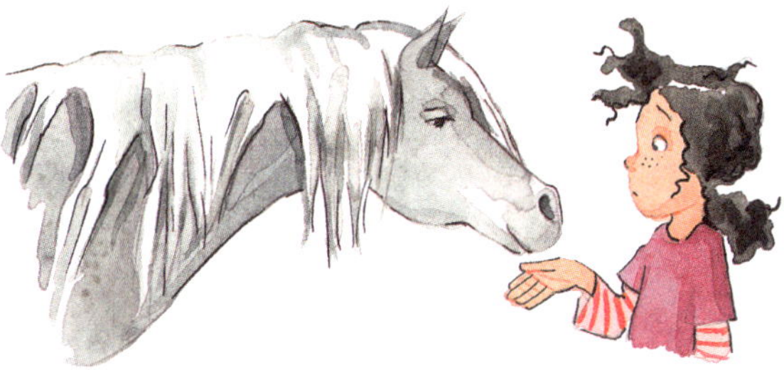

Klopp · Hamburg

Einband und farbige Illustrationen von Iris Hardt
Satz: UMP GmbH, Hamburg
Reproduktion: Die Litho, Hamburg
Druck und Bindung: Himmer AG, Augsburg
Printed in Germany 2007
ISBN 978-3-7817-2440-2

www.klopp.biz

Inhalt

1. Kapitel

Ausgerechnet Pferde!

Lina hatte sich so auf das Ende der Sommerferien gefreut. Nicht, weil sie so versessen auf die Schule war – nein, aber endlich war ihre beste Freundin wieder da. Die ganzen sechs Wochen hatte Saskia bei ihrer Tante in Südfrankreich verbracht. Und ohne Saskia waren selbst Ferien langweilig, fand Lina.

Aber der erste Schultag war dann plötzlich rabenschwarz.

Sie saßen in der letzten Reihe in ihrem Klassenzimmer und tauschten Ferienerlebnisse aus, als Saskia plötzlich von ihrem Plan erzählte.

»*Was* willst du?«, fragte Lina ungläubig.

»Du wirst sehen, das macht riesigen Spaß. Ich bin bei meiner Tante die ganze Zeit geritten und habe mein Pony sogar selbst versorgt. Und jetzt darf ich hier auch reiten. Ist das nicht toll?«

Lina konnte es kaum fassen. Ausgerechnet Pferde! Tiere hatten Lina noch nie besonders interessiert. Das

Glück dieser Erde liegt auf dem Rücken der Pferde – so ein Quatsch. Man konnte so bequem mit dem Fahrrad fahren. Oder mit den Inlinern am See entlangkurven. Genau genommen kannte Lina Pferde nur aus Fernsehserien, aber das genügte ihr. Sie verstand überhaupt nicht, warum immer alle so einen Wirbel ums Reiten machten. Außerdem waren ihr die Tiere entschieden zu groß und unberechenbar.

»Du kommst doch mit?«, wollte Saskia natürlich wissen.

Zum Glück kam in diesem Augenblick die Klassenlehrerin ins Zimmer und ersparte Lina weitere Diskussionen. »Ich weiß noch nicht«, flüsterte sie Saskia schnell zu.

Die Gedanken in Linas Kopf fuhren Karussell. Einerseits hatte sie wirklich keine Lust auf diese Pferdegeschichte. Andererseits war Saskia ihre beste Freundin. »Wie Zwillinge«, neckte Papa sie manchmal.

Keine schlechte Idee, stellte Saskia damals fest, als Lina es ihr erzählte. Eine Zeit lang hatten sie sich abgesprochen und ähnliche Klamotten angezogen. Wie richtige Zwillinge eben. Linas dunkelbrauner Wuschelkopf und Saskias rotblonder Pferdeschwanz hatten über-

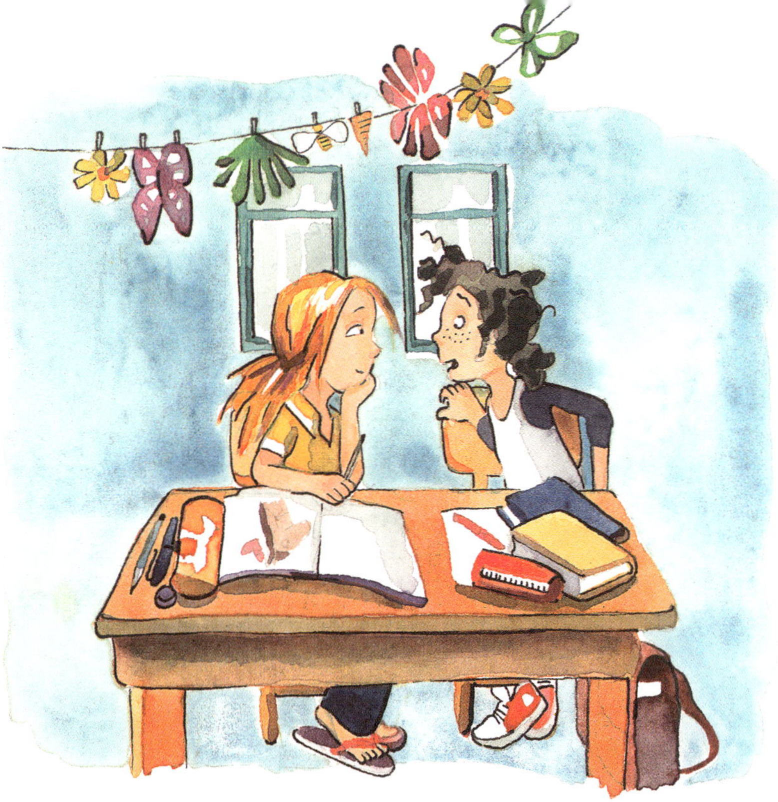

haupt nicht gestört. In der vierten Klasse ging das natürlich nicht mehr. Kinderkram für Erstklässler. Aber unzertrennlich waren sie immer noch. Sie hatten zusammen schwimmen gelernt, fanden beide Zitroneneis eklig und lachten über die gleichen Sachen.

Deshalb war es gar nicht so einfach, Saskia ins Gesicht zu sagen, dass sie keine Lust auf Pferde hatte.

Dann war die Stunde zu Ende.

»Und, was ist? Gleich nach der Schule geht's los.« Saskia hatte ganz rote Wangen vor Aufregung.

»Heute schon?«

»Stell dich nicht so an! Wir machen doch immer alles zusammen. Weißt du noch, letztes Jahr hatten wir sogar zur gleichen Zeit die Windpocken.«

Das stimmte. Als Saskia die ersten Pusteln im Gesicht bekommen hatte, ging es einen Tag später bei Lina los. Linas Mutter hatte die beiden kurzerhand zusammen ins Bett gesteckt. Solch tolle Kissenschlachten hatte Lina nie wieder ausgefochten. Selbst krank sein machte mit Saskia Spaß.

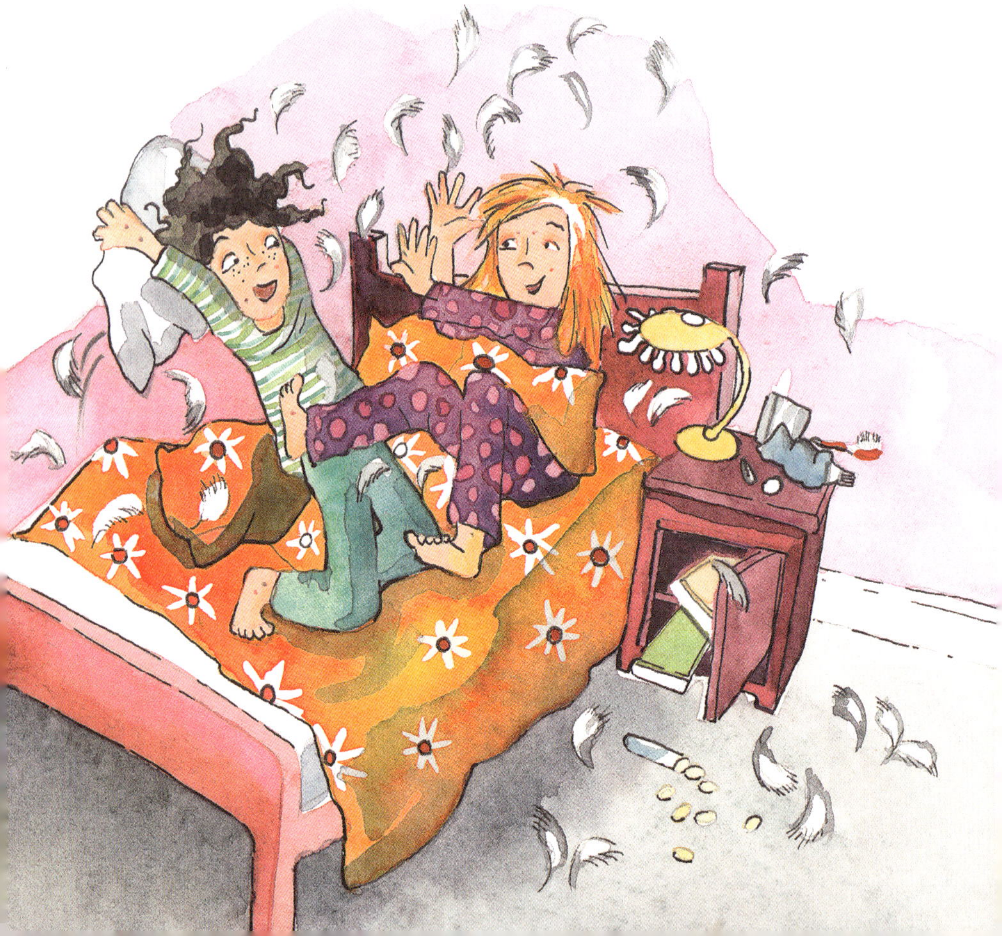

»Jaaa«, gab Lina zögernd zu, »aber ich muss trotzdem erst mal meine Eltern fragen.« Prima Einfall, um der Sache erst mal aus dem Weg zu gehen!

»Klaro, hätte ich dran denken können«, Saskia schlug sich mit der flachen Hand auf die Stirn, »aber morgen, ja?«

Lina versprach es halbherzig. Vielleicht überlegte sich Saskia die Sache mit den Pferden noch. Bestimmt war der Reiterhof hier gar nicht so toll wie der in Südfrankreich. Oder Linas Eltern erlaubten es wirklich nicht.

Beim Mittagessen druckste Lina herum: »Also – Saskia will unbedingt zu so 'nem Reiterhof, und ich soll mit. Aber …«

»Das ist doch eine großartige Idee. Dann kommst du endlich ein bisschen mehr an die frische Luft.« Linas Mutter war vor Begeisterung ganz aus dem Häuschen.

»Reitstunden sind sicher ziemlich teuer«, ließ sich ihr Vater vernehmen.

Lina wollte schon aufatmen. Aber sie hatte nicht mit ihrer verständnisvollen Mutter gerechnet.

»Ach was, so tragisch ist das sicher nicht. In Linas Alter bin ich auch geritten. Pferde sind etwas Wunderbares.«

Lina konnte es nicht fassen, es war wie verhext. Sie war von Pferdefans umzingelt.

»Gut«, brummelte ihr Vater, »erkundige dich, was es kostet, dann reden wir weiter.«

Ein Hoffnungsschimmer. Wenn die Reiterei zu teuer war, dann würden auch sicher Saskias Eltern nicht lange mitspielen. Aber was, wenn die Reitstunden doch gar nicht so viel kosteten? Lina kaute auf ihrer Unterlippe herum. Das tat sie immer, wenn sie nicht weiterwusste.

»Hof Möhrenfeld ist traumhaft«, schwärmte Saskia am nächsten Tag. »Stell dir vor, die haben sogar eine Reithalle. Bei meiner Tante gab's nur einen Trainingsplatz im Freien. Aber du siehst das ja nachher alles selbst.«

Lina sah angestrengt auf ihre Schuhspitzen.

»Jetzt sag nicht, deine Eltern haben's nicht erlaubt!?«

»Na ja«, zauderte Lina, »Paps findet Reiten ziemlich teuer.«

Das war nicht gelogen. Jedenfalls nicht so ganz.

»Oh bitte, Lina, du musst deine Eltern unbedingt überreden. Ohne dich ist es doch nur halb so lustig!« Saskia sah richtig unglücklich aus. Sofort regte sich Linas schlechtes Gewissen.

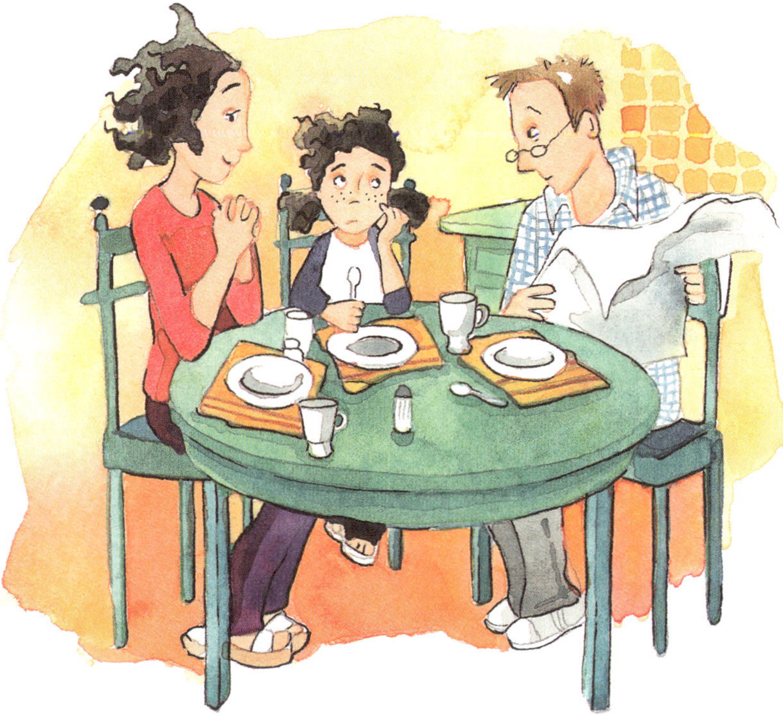

Tröstend nahm Saskia die Freundin in den Arm: »Das kriegen wir schon hin. Soll meine Mama mal mit deinem Papa reden?«

»Bloß nicht!«, entfuhr es Lina. Das fehlte noch. Schwindeln war schlimm genug, dabei erwischt zu werden eine Katastrophe. »Ich lass mir was einfallen«, sagte sie schnell.

In den folgenden Tagen hörte sie immer nur mit halbem Ohr hin, wenn Saskia von Möhrenfeld und von ihrem

Lieblingspony Funny erzählte. Leider sah es ganz und gar nicht danach aus, dass Saskia die Reiterei bald wieder begraben würde. Im Gegenteil.

»Hast du endlich mit deinen Eltern geredet?«, fragte Saskia auch heute Morgen wieder.

»Noch nicht so richtig.«

»Ich verstehe das nicht, du bist doch sonst nicht so ein Angsthase!«

»Und wenn ich gar nicht will?«, tastete Lina sich vorsichtig vor. Am besten, sie sagte Saskia einfach, was sie von Pferden hielt.

»Erzähl keinen Quatsch, du bist nur feige!«, überging Saskia Linas Einwand einfach. »Ich möchte dir so gerne zeigen, was ich schon alles kann. Gestern habe ich gelernt, wie man eine Volte reitet. Es ist ganz schön schwierig, einen richtigen Kreis hinzubekommen.«

Chance vertan. Ich bin wirklich ein Feigling, dachte Lina.

2. Kapitel

Nichts als Ausreden

Nach einer Woche hatte Lina das Thema Pferd satt. Saskia sprach von nichts anderem mehr. Sie versuchte sogar, Lina zu zeigen, wie man richtig auf einem Pferd saß. Sie setzte sich verkehrt herum auf einen Stuhl und wickelte ein Springseil um die Lehne. Das Seil hielt sie wie einen Zügel in der Faust zwischen kleinem Finger und Ringfinger und Daumen und Zeigefinger.

»Du musst gerade sitzen, aber trotzdem locker, damit du das Pferd spüren und gut lenken kannst«, erklärte sie gerade, als Mara und Kim auftauchten.

Die beiden hielten sich für die hübschesten Mädchen der ganzen Klasse.

»Lina, du machst auch bei diesem Reitquatsch mit?«, fragte Mara und tat ganz erstaunt.

»Selbstverständlich macht sie mit«, stichelte Kim weiter, »die zwei machen doch alles zusammen. Und bald wird Lina genauso nach Pferd stinken wie Saskia. Jede Wette!«

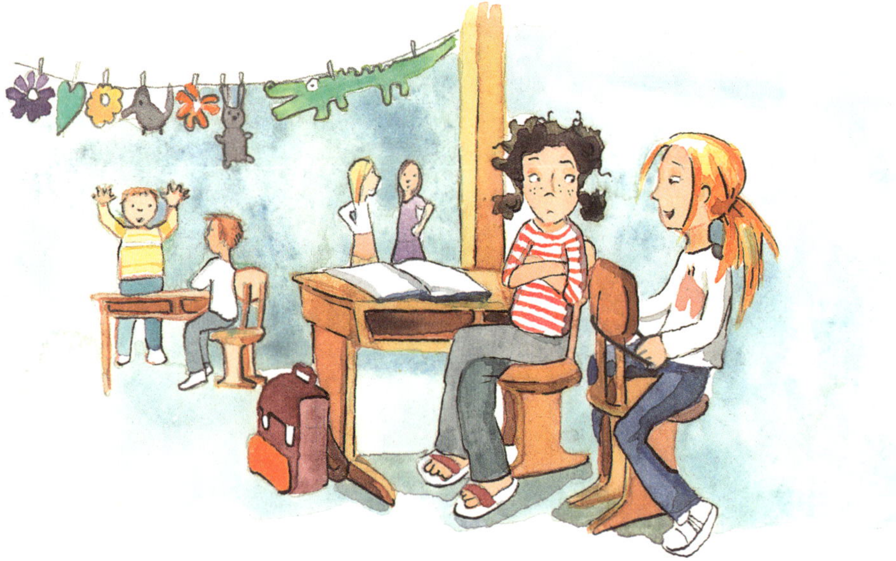

So was Gemeines. Egal, was Lina von Pferden hielt, aber niemand durfte Saskia beleidigen. Erst recht nicht diese beiden Zicken.

»Wenn hier einer stinkt, dann seid ihr das!«, platzte Lina heraus.

»Außerdem riechen Pferde gut«, setzte Saskia noch einen drauf.

»Wenn ihr meint. Euch lade ich jedenfalls nicht zu meiner Geburtstagsfeier am Samstag ein. Ihr vertreibt mit eurem Gemüffel ja die anderen Gäste!« Kichernd zog Mara ab, mit Kim im Schlepptau.

»Wer will schon auf die blöde Party von der blöden Mara. Am Samstag ist Prüfung für das kleine Hufeisen. Da will ich unbedingt zuschauen.«

»Musst du immer bei deinen Pferden rumhängen? Ich dachte, wir unternehmen auch mal wieder was«, maulte Lina.

»Komm doch mit. Das wird garantiert total spannend.«

»Nein, danke, anderen beim Reiten zuzusehen, stelle ich mir nicht besonders aufregend vor.«

»Wieso denn nicht, das wird bestimmt super! Ruth reitet auch mit.«

»Ich kenne keine Ruth, also ist es mir auch egal, was sie macht.« Lina merkte selbst, dass sie ziemlich zickig klang.

»Dann lernst du sie kennen. Sie ist total nett, und prima reiten kann sie auch.«

Aber Lina blieb stur, Saskia würde schon sehen, was sie von diesem Pferdegetue hatte. Sollte sie ruhig ihrer neuen Freundin Ruth bei der Prüfung Händchen halten. Lina würde sich jedenfalls nicht allein zu Hause langweilen, und sie hatte auch schon eine Idee, was sie stattdessen machen würde.

In der nächsten Pause verdrückte sich Lina schnell und schlenderte wie zufällig an der Ecke vorbei, an der Mara und Kim immer standen. Wie erwartet, fingen die beiden wieder an zu lästern.

»Puh, Kim, halte dir schnell die Nase zu, da kommt der Pferdestall!«

Lina zögerte kurz: »Ich reite doch überhaupt nicht.«

»Tust du nicht?« Kim war ehrlich erstaunt. »Ich dachte, Saskia und du, ihr seid unzertrennlich.«

»So kann man sich täuschen.«

»Was meinst du, Mara, dann könnten wir Lina vielleicht doch einladen«, schlug Kim vor.

»Meinetwegen«, meinte Mara gelangweilt. »Aber Saskia kommt nicht mit!«

»Klar«, würgte Lina hervor und machte, dass sie wegkam.

Sie hatte zwar erreicht, was sie wollte, nur erleichtert war sie nicht. Sie fühlte sich, als ob sie Saskia verraten hätte. Aber Saskia war selbst schuld, was musste sie auch jede freie Minute bei ihren Gäulen verbringen.

Um kurz nach drei am Samstag klingelte sie an Maras Haustür. Saskia hatte sie die Einladung verschwiegen. Die hatte sowieso nur noch von der Abzeichenprüfung geschwärmt. Welche Theoriefragen die Prüfer stellten oder welche Figuren die Reiter beherrschen mussten, durch die ganze oder halbe Bahn wechseln – Lina fand das nur langweilig.

Mara öffnete kichernd die Tür.

»Meine Schwester hat uns ihr ganzes Schminkzeug gegeben«, begrüßte sie Lina aufgeregt.

»Aha.« Mehr fiel Lina beim besten Willen nicht ein.

Mara schob Lina in ihr Zimmer. Auf dem Fußboden saßen bereits Kim, Natalie, Anja und drei Mädchen aus der Parallelklasse, die Lina nur vom Sehen kannte.

»Lina, gut, dass du kommst. Was steht mir besser – der gelbe oder der grüne?«

Natalie streckte ihr beide Hände entgegen. Die Fingernägel waren abwechselnd grün und gelb lackiert. Es sah scheußlich aus. Aber das konnte sie schlecht laut sagen.

»Hm, lass es doch so«, schlug sie deshalb vor.

»Sag ich doch«, rief Kim, »außerdem ist jetzt Lina an der Reihe.«

Und schon klatschte sie ihr eine Ladung Make-up ins Gesicht. Es folgten Lippenstift, Wimperntusche, Lidschatten und noch ein paar andere Dinge, von denen Lina zuvor noch nie gehört hatte. Lina fühlte sich wie im Zoo. Nur dass sie der Affe im Käfig war. Als Natalie ihr auch noch die Socken von den Füßen zerrte, um die Fußnägel zu bemalen, protestierte sie schwach. Doch das interessierte die anderen gar nicht. Nach einer halben Stunde wurde sie zum Spiegel geführt.

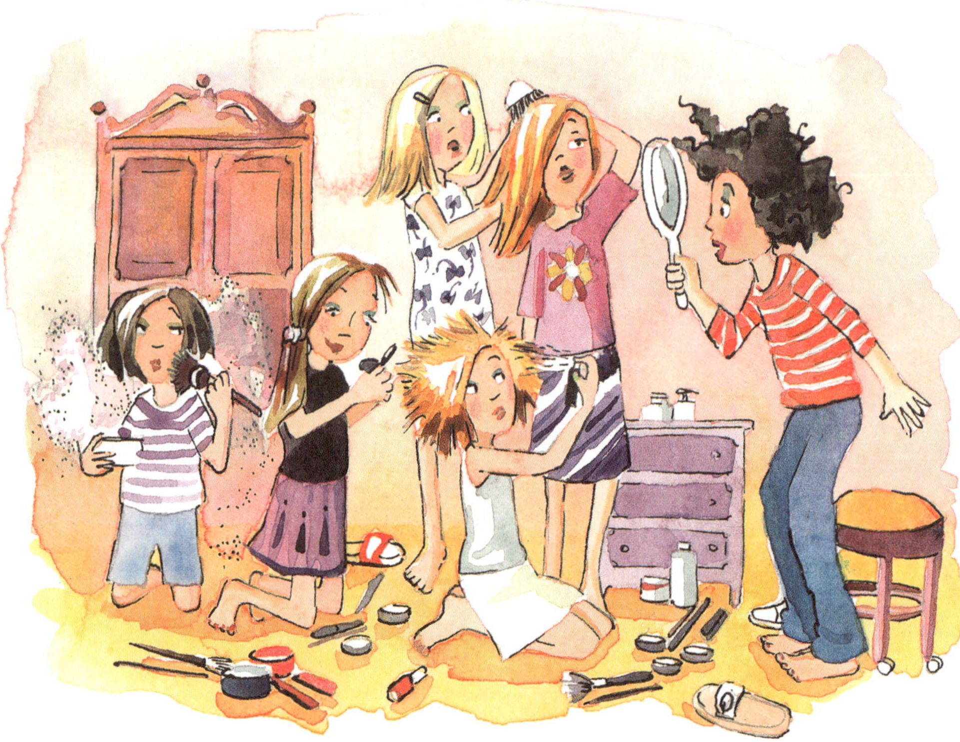

»Du siehst toll aus«, behaupteten alle einstimmig.

Lina starrte ihr Spiegelbild an. Sie war völlig verändert. Blaue Farbe klebte auf ihren Lidern. Ihre Lippen waren pink und die Wangen blutrot. Das Gesicht gebräunter als nach jedem Urlaub, aber im Gegensatz dazu war ihr Hals immer noch kalkweiß.

»Und, wie findest du's?«, fragte Mara stolz. »Es fehlen natürlich noch die Haare.«

»Ein bisschen arg bunt, oder?«, meinte Lisa schwach.

Doch es ging schon weiter. Anja hatte ein paar Zeitschriften mit Frisuren mitgebracht. Mit Lockenwicklern, Haarklammern und Spangen eröffnete Maras Friseursalon. Nach kurzer Zeit war das kleine Zimmer so mit Haarspray eingenebelt, dass Lina kaum noch Luft bekam. Als Mara dann noch ihre Parfümpröbchensammlung herausholte, hatte sie genug.

»Ich muss gehen«, murmelte sie. Hier stinkt's mir zu sehr, fügte sie in Gedanken hinzu und verließ fluchtartig die Wohnung. Die anderen merkten gar nicht, dass sie ging, nur Kim nickte zum Abschied.

Zu Hause wusch sie sich schnell das Gesicht, bevor ihre Eltern dumme Fragen stellen konnten. Zum Glück war dieser Albtraum vorbei. Schlimmer hätte es mit Saskia bei den Pferden auch nicht sein können.

3. Kapitel

Der große Streit

Am nächsten Morgen beim Frühstück wartete eine weitere Überraschung auf Lina. Ihre Mutter hatte Frau Brunner, Saskias Mutter, beim Einkaufen getroffen. Die hatte ihr gesagt, was die Reitstunden von Saskia kosteten. Linas Eltern fanden das bezahlbar.

»Solange die Schule nicht leidet«, mahnte Paps und zwinkerte Lina zu.

»Und mich fragt wieder mal keiner!« Lina war sauer, weil sie nun keine Ausrede mehr hatte, sprang vom Tisch auf und stapfte in ihr Zimmer.

Sie bekam noch mit, wie ihr Vater sich irritiert an ihre Mutter wandte: »Was hat sie denn plötzlich?«

Aber auch als ihre Mutter etwas später vorsichtig an ihre Tür klopfte, wollte Lina nicht mit ihr reden. Sie war sich sicher, dass ihre Mutter ihr geraten hätte, Saskia die Wahrheit zu sagen. Genau das wollte Lina aber nicht hören. Es war nicht so einfach, gegen Saskias Begeisterung anzukommen. Dass sie mit Pferden einfach nichts anfangen konnte, konnte sie ihr auf keinen Fall sagen. Deshalb musste sie einen anderen Weg finden.

Am Montag kam Saskia ihr ausgelassen entgegen.

»Meine Mama hat mir erzählt, dass sie deine Mutter überredet hat. Ich hab dich schon bei Möhrchen angekündigt.«

»Wer ist Möhrchen?«, fragte Lina missmutig.

»Hörst du mir nicht zu? Kathrin Möhrenfeld, ihr gehört doch der Hof.«

»Ach ja.« Mehr brachte Lina nicht heraus.

»Freu dich doch! Oder hat dir die Aussicht auf die Mathearbeit die Laune verdorben?«

Das hatte Lina ganz vergessen. Was hatte Papa noch gesagt? »Solange die Schule nicht leidet.« Das war zwar nicht ganz ernst gemeint, denn Lina hatte bisher kaum Probleme in der Schule. Aber das konnte sich ändern. Lina überlegte fieberhaft. Absichtlich eine Arbeit zu verhauen, nur um nicht reiten zu müssen – das war ein starkes Stück.

Lina nagte an ihrer Unterlippe.

»Sag mal, stimmt was nicht?«, fragte Saskia.

Lina fuhr zusammen. Sie hatte fast vergessen, dass Saskia immer noch neben ihr stand.

»Nö, wieso?«

»Mach mir nichts vor! Immer wenn du so auf deinen Lippen herumkaust, gibt's ein Problem.« Saskia sah sie fragend an.

»Es ist wegen Mathe. Ich kapier das einfach nicht.«

»Hab ich's mir doch gedacht. Soll ich dir helfen?«

»Ich dachte, du gehst heute Nachmittag wieder zu deinen Pferden.«

»Das kann ich ausfallen lassen. Freunde gehen vor!«

Saskia hatte keine Ahnung, wie wichtig dieser Satz für Lina war. Plötzlich strahlte sie von einem Ohr zum anderen: »Okay, heute nach der Schule bei mir.«

Endlich wieder ein gemeinsamer Nachmittag! Lina genoss jede Minute, trotz der Büffelei. Zuerst brüteten sie zusammen über den Hausaufgaben und dann über dem Mathebuch. Lina stellte sich absichtlich ein bisschen dumm, damit Saskia nicht merkte, dass sie eigentlich kein Problem mit Mathe hatte. Den Plan, die Arbeit absichtlich zu verhauen, verwarf sie. Es wäre zu bescheuert, eine schlechte Note zu riskieren. Außerdem gab sich ihre Freundin so große Mühe.

Nach der Lernerei holten sie sich ein paar Kekse und Eisschokolade. Sie schlugen sich den Bauch voll, und

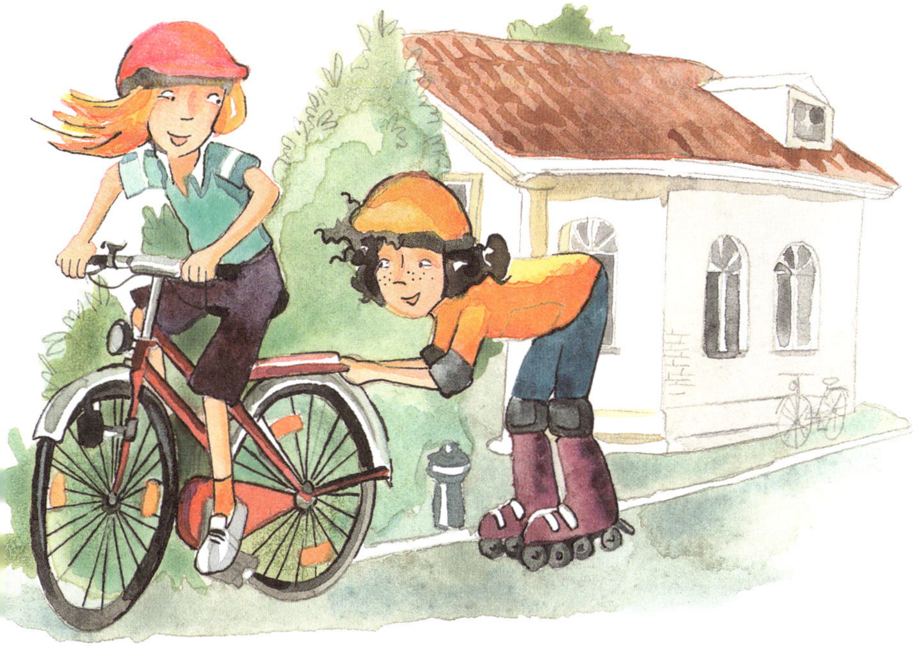

Lina nutzte die Gelegenheit, Saskia ihre neuen Inliner zu zeigen.

»Große Klasse. Lass sie uns gleich ausprobieren.«

Zuerst setzte sich Saskia aufs Fahrrad und zog Lina mit den Inlineskates. Dann tauschten sie.

Nach zwei Stunden ließ sich Lina völlig erschöpft in die Hängematte auf der Terrasse fallen. »Ich kann nicht mehr!«

»Ich auch nicht. Das war fast anstrengender als Reiten«, stellte Saskia fest.

Lina sah ihre Freundin erstaunt an. »Ich dachte, da macht das Pferd alles.«

»Das denkst du! In Wirklichkeit musst du dein Pony ständig antreiben, sonst weiß es ja nicht, was es tun soll. Oder der Faulpelz bleibt einfach stehen.«

»Aha, und woher weißt du, was du tun musst?«, fragte Lina. Sie fand es zum ersten Mal gar nicht so uninteressant, was Saskia übers Reiten erzählte.

»Das bringt uns Elke bei. Sie ist ganz schön streng. Wehe, du machst einen krummen Buckel.«

Saskia war ganz in ihrem Element. Sie kannte sich richtig gut aus. Lina war beeindruckt. Vielleicht sollte sie der Reiterei doch eine Chance geben oder wenigstens endlich mit ihren Bedenken rausrücken? Da kam Linas Mutter auf die Terrasse.

»Genug, ihr beiden. Es ist schon spät. Saskia muss schleunigst nach Hause.«

»Bitte, Mami, nur noch zehn Minuten.«

»Nichts da, morgen ist Schule!« Ihre Mutter blieb hart. Also musste Lina ihr Geständnis verschieben.

Die Mathearbeit am nächsten Tag lief wie geschmiert. Lina und Saskia hatten glänzende Laune. Plötzlich tauchten Mara und Kim hinter ihnen auf.

»Hey, Lina, wir fahren nachher rüber ins Einkaufszentrum. Was ist mit dir?«, fragte Kim.

»Wieso sollten wir mit *euch* shoppen gehen?«, fragte Saskia an Linas Stelle.

»Von dir war gar nicht die Rede«, entgegnete Mara von oben herab, »geh du ruhig in deinen Stall.«

»Ja, das mach ich auch, und Lina kommt mit.«

»Ich dachte, du reitest nicht«, wandte sich Kim an Lina.

»Mache ich auch nicht«, sagte Lina.

»Noch nicht«, ergänzte Saskia.

»Dann hast du letzte Woche gelogen«, stellte Mara fest.

»Hab ich nicht, ich hab nur gesagt, dass ich nicht reite. Und das stimmt ja auch«, beharrte Lina.

»Verstehe – du wolltest dich bei meiner Party einschmuggeln.«

»Du warst auf Maras Party?«, fragte Saskia verwirrt.

Lina wurde blass.

»Sie war da«, rief Mara, »aber nur, weil sie eine gemeine Lügnerin ist! Sie hat behauptet, dass sie nichts mehr mit dir unternimmt.«

Sie hakte Kim unter und ging davon. »Wir reden nie wieder mit dir!«

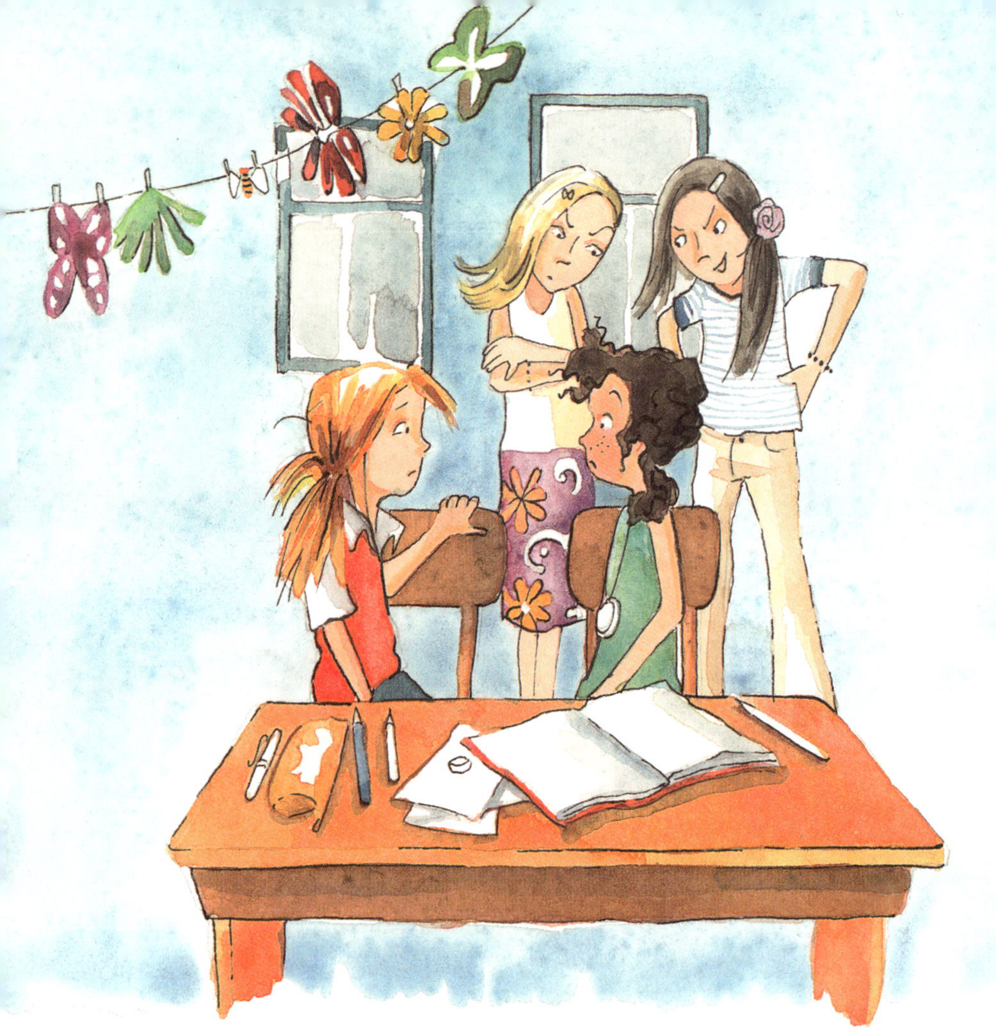

Saskia sah Lina mit funkelnden Augen an. »So ist das also! Mara und Kim sind dir lieber als ich. Jetzt kapier ich auch, weshalb du nicht mit zum Reiten gekommen bist. Aber zum Mathelernen war ich gut genug. Dafür sind die beiden wohl zu doof!«

Lina zuckte zusammen. So sauer hatte sie ihre Freundin noch nie erlebt.

»Ich kann Mara und Kim doch überhaupt nicht ausstehen. Das war doch nur, weil du nie Zeit für mich hast.«

»Warum hast du ihnen dann gesagt, dass du nichts mehr mit mir unternimmst?«, wollte Saskia wissen.

»Das hab ich nicht so gemeint! Du bist doch meine beste Freundin!«

»Beweis es!« Herausfordernd blickte Saskia sie an.

»Und wie?«, fragte Lina kleinlaut.

»Du kommst morgen mit auf den Reiterhof, oder ich rede auch nie wieder mit dir!«

4. Kapitel

Pferde und Tränen

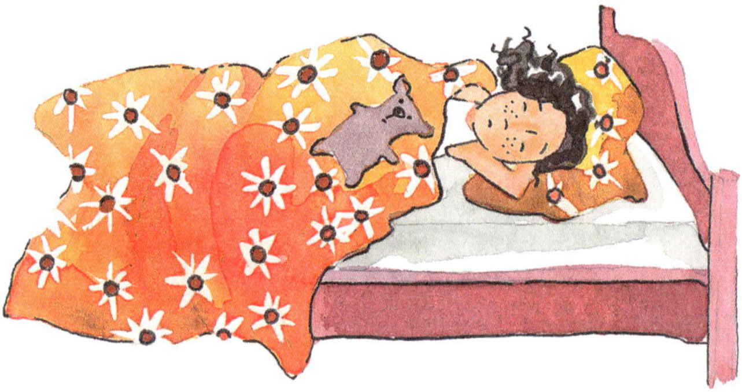

In dieser Nacht schlief Lina schlecht. Sie wälzte sich von einer Seite auf die andere. Jetzt konnte sie sich auf gar keinen Fall mehr drücken. Nichts war schrecklicher als Krach mit Saskia – auch der Reiterhof nicht. Außerdem, wenn Saskia so Feuer und Flamme war, dann musste doch was dran sein an der Pferdenummer? Warum war sie nur nicht schon früher mit Saskia auf den Hof gegangen?

Schweigend radelte Lina neben Saskia her. Die Freundin war immer noch sauer wegen Maras Fest. Aber das legte sich sofort, als sie nach zehn Minuten auf den Feldweg nach Möhrenfeld einbogen.

»Toll, was?«

»Stimmt!« Der Hof gefiel Lina auf Anhieb.

Das weiß getünchte Haus mit den dunklen Holzbalken und dem roten Ziegeldach sah wirklich klasse aus.

»Das hier sind die Außenkoppeln.« Stolz zeigte Saskia auf zwei große, eingezäunte Weideflächen.

Urplötzlich ließ sie das Fahrrad fallen und stürzte zum Zaun. »Da ist Funny!«, rief sie aufgeregt.

Sie kramte einen Apfel aus ihrer Tasche und lockte das Pony. »Komm her, meine Süße. Ich hab was für dich.«

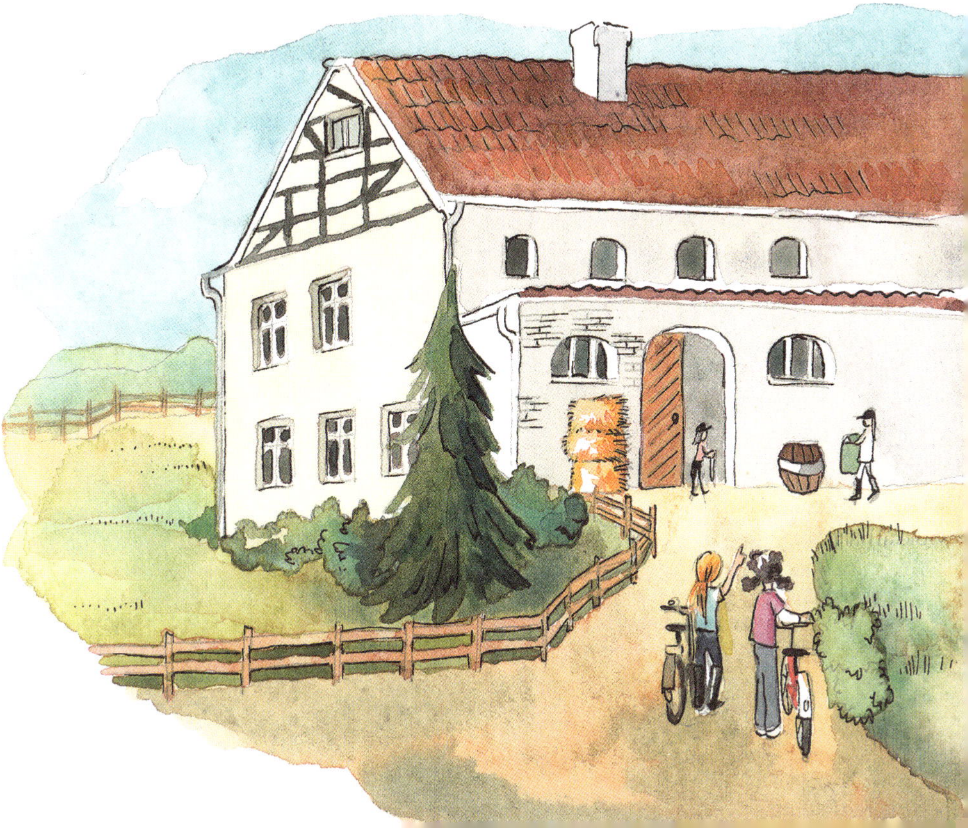

Das Pferd fraß den Apfel direkt aus Saskias Hand.

»Willst du auch?«, fragte Saskia und hielt Lina einen Apfel hin.

»Wir kennen uns doch noch gar nicht«, winkte Lina ab.

»Oh, natürlich. Darf ich vorstellen – Lina, das ist Funny. Funny – meine beste Freundin Lina«, sagte Saskia und drückte Lina den Apfel in die Hand.

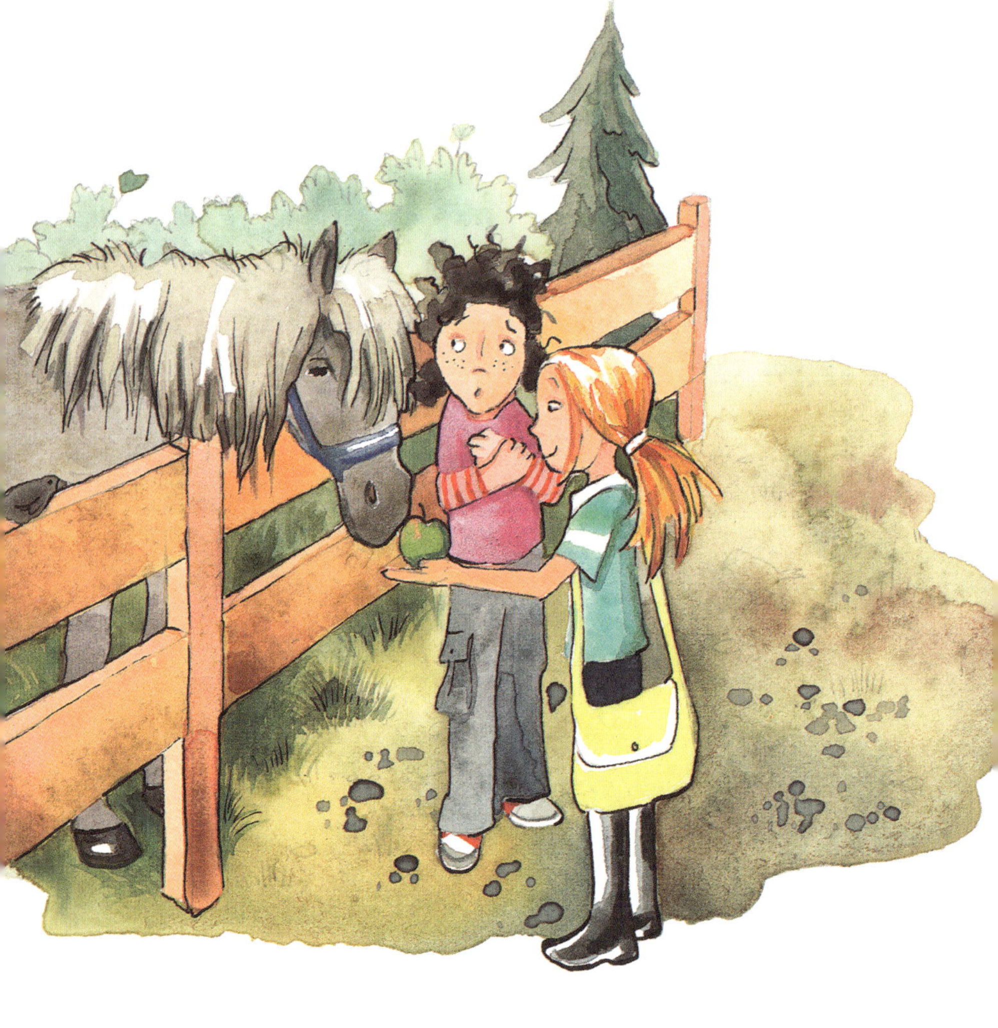

Lina fiel ein Stein vom Herzen. Beste Freundin! Saskia war also nicht mehr sauer.

Lina freute sich so, dass sie den Apfel in ihrer Hand ganz vergessen hatte. Nicht so Funny. Der Dunkelfuchs schnappte sich gierig das Obst aus Linas Hand.

»Es hat mich gebissen!«, rief sie und zog erschrocken die Hand zurück.

In diesem Augenblick kamen zwei andere Mädchen den Weg entlanggeradelt. Grinsend hielten sie vor den Freundinnen an.

»He, Saskia, was für einen Angsthasen hast du denn heute dabei?«, wollte die eine mit einem Seitenblick auf Lina wissen.

Lina lief rosa an und wäre am liebsten in einem Erdloch verschwunden.

»Neu hier?«, sprach das andere Mädchen Lina direkt an. »Da musst du wohl noch einiges lernen!« Sie klopfte ihr aufmunternd auf die Schulter.

»Haltet die Luft an, jeder fängt mal an«, verteidigte Saskia die Freundin.

»Na, dann viel Vergnügen noch«, wandten sich die beiden zum Gehen, »bis gleich, Saskia.«

»Wer war das?«, wollte Lina wissen, als die Mädchen verschwunden waren.

»Betty und Ruth, normalerweise sind sie ganz in Ordnung. Nimm's ihnen nicht krumm, sie sind mit Pferden aufgewachsen und können sich nicht vorstellen, dass sich irgendwer nicht damit auskennt.«

»Kein Grund, mich blöd anzumachen!«

»Du hast recht. Außerdem war es meine Schuld. Ich hätte es wissen müssen. Äpfel sind Funnys Leibgericht, wenn man damit vor ihrer Nase herumwedelt, kann sie sich nicht beherrschen.«

Für Lina klang das alles sehr kompliziert. Am liebsten wäre sie wieder nach Hause gefahren. Sie hatte gleich gewusst, dass Pferde nichts für sie waren. Ein Fahrrad biss nicht zu, wenn man einen Apfel in der Hand hatte. Und Pferdemädchen waren genauso blöd, wie sie befürchtet hatte. Mit Ausnahme von Saskia selbstverständlich. Aber wenn sie jetzt weglief, dann würde Saskia nie wieder mit ihr reden. Sie biss die Zähne zusammen.

»Alles in Ordnung?«, fragte Saskia.

Lina nickte verkrampft.

»Gut, wir müssen nämlich los, meine Reitstunde fängt bald an.«

Saskia preschte los, und Lina blieb nichts anderes übrig, als hinterherzufahren.

Es herrschte geschäftiges Treiben. Mädchen mit und ohne Pferde liefen über den Hof. Ein paar nickten Saskia zu. Die steuerte zielstrebig auf eine Tür in einem kleinen Seitengebäude zu.

»Das ist das Büro. Ich muss nachschauen, welches Pferd ich heute reite.«

Saskia blätterte in einem großen Buch, in dem Stundenpläne und Teilnehmer aufgeführt waren.

»Wir tragen immer selbst ein, an welchen Kursen wir teilnehmen, und Möhrchen schreibt dann das Pferd dazu.«

Ihr Finger deutete auf eine Zeile, in der »Saskia Brunner – Cäsar« stand. Oben auf der Seite konnte Lina »Anfängerkurs II« lesen.

»Du wirst Cäsar mögen, er ist lieb. Aber ein bisschen träge, weil er schon älter ist.«

»So lieb wie Funny?«

»Ach, Lina, sei nicht so ein Miesepeter, ich freue mich doch so, dass du endlich hier bist!«

Wenn Saskia einen so ansah, dann konnte man ihr nichts abschlagen.

Deshalb folgte Lina ihr ohne ein weiteres Wort durch die Stallgasse zur Sattelkammer. Sie achtete aber darauf, keinem Pferd zu nahe zu kommen. Saskia sammelte Cäsars Putzzeug, Sattel, Zaumzeug und Halfter zusammen. Lina half sogar bereitwillig, den Sattel zu schleppen. Solange kein Pferd darunter steckte, machte ihr das nichts aus. Vor Cäsars Box blieben sie stehen.

»Kannst du den noch kurz halten, bis ich Cäser geputzt habe?«, fragte Saskia Lina mit Blick auf den Sattel.

»Kein Problem!«

Lina sah neugierig zu, wie die Freundin das Pony mit dem Halfter festband und dann anfing, das Tier mit einer Bürste zu striegeln. Dann hob sie Cäsars Bein hoch und fummelte an seinem Huf herum.

»Das nennt man Hufe auskratzen.«

»Hast du keine Angst, dass das Pferd dir auf den Fuß steigt? Wiegt doch bestimmt Tonnen, so ein Tier.« Lina sah skeptisch über die Boxentür.

»Ist mir noch nicht passiert, die meisten Pferde halten brav still. Aber Betty, die Dunkelhaarige von vorhin, ist letzte Woche von Tornado getreten worden. Zum Glück besteht Möhrchen auf stabilem Schuhwerk auf dem Hof, sonst wäre der Fuß jetzt platt wie eine Flunder. Betty hat trotzdem ganz schön geflucht.«

»Wenigstens hat es die Richtige getroffen«, kommentierte Lina.

»Was hat die Richtige getroffen?«

Lina erstarrte. Ausgerechnet Betty war es, die unbemerkt um die Ecke gebogen war und die letzte Bemerkung aufgeschnappt hatte.

»Och, nur eine Geschichte aus der Schule.« Saskia reagierte schnell und grinste Lina verschwörerisch zu.

»Dann musst du Lina, die Schulfreundin von Saskia sein. Sorry wegen vorhin!« Versöhnlich streckte Betty Lina die Hand entgegen.

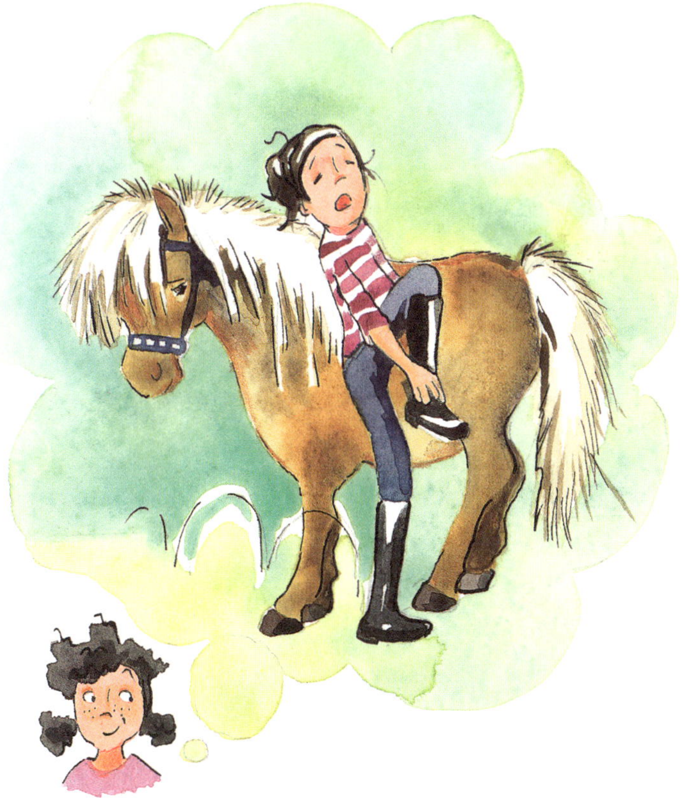

Lina wollte einschlagen, hatte aber völlig vergessen, dass sie noch den schweren Sattel in den Händen hielt. Mit Gepolter und Getöse krachte das Ding zu Boden, und Betty musste schnell zur Seite springen, um nicht getroffen zu werden.

»Pass doch auf!«, blaffte sie Lina an.

»Zankt euch nicht«, fuhr Saskia dazwischen, »gebt mir lieber den Sattel. Es ist schon fünf vor drei.«

Sie schnappte sich den Sattel und legte ihn auf Cäsars Rücken. Den Sattelgurt schnallte sie locker um seinen Bauch.

»Festgezogen wird erst in der Halle«, erklärte sie Lina, die immer noch vor Schreck und Ärger wie angewurzelt am selben Fleck stand. Jetzt traten auch fünf andere Mädchen mit ihren Pferden aus den Boxen. »Wir gehen immer alle gemeinsam zur Halle.« Saskia deutete auf die anderen, dann machten sie sich auf den Weg.

Lina brauchte eine Verschnaufpause. Sie fragte nach dem Klo und stürzte davon.

5. Kapitel

Zu Besuch bei Möhrchen

Lina war froh, dass sie endlich allein war. Sobald sie sich in einer der beiden Toiletten verbarrikadiert hatte, fing sie an zu weinen. Alles ging schief. Ganz Möhrenfeld hatte sich gegen sie verschworen. Gerade als sie sich wieder etwas beruhigt hatte, klopfte es leise an der Tür.

»Wer weint denn da?«, fragte eine besorgte Stimme.

Erschrocken biss sich Lina auf die Lippe.

Es klopfte erneut. »Hallo, mach doch bitte auf!«

Lina öffnete zögernd die Tür.

Vor ihr stand eine Frau mit kurzen, feuerroten Haaren. Sie trug eine Reithose und Stiefel und blickte Lina freundlich an.

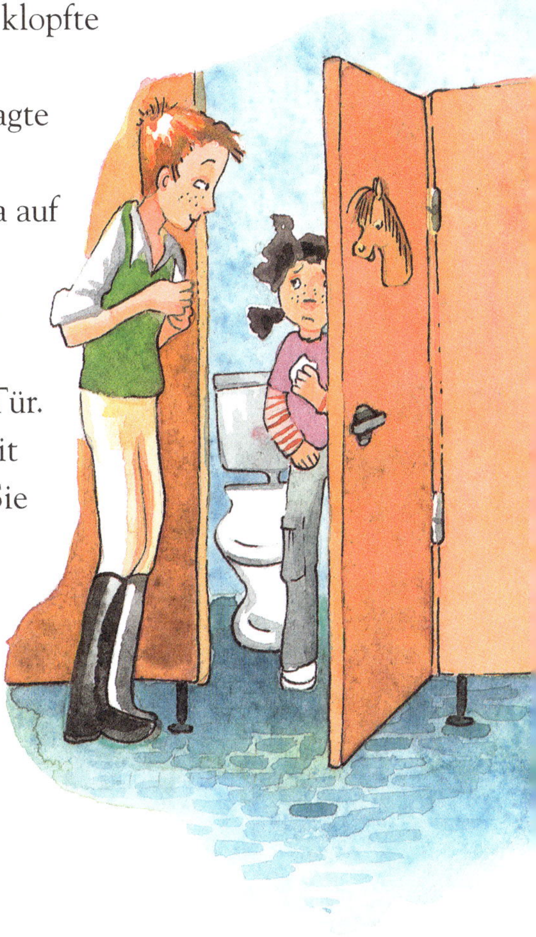

»Was ist denn los mit dir?«, fragte sie.

»Bitte, sagen Sie Saskia nicht, dass ich geheult habe!«, platzte es aus Lina heraus.

»Du kannst du zu mir sagen. Das tun alle Mädchen hier. Was genau soll ich Saskia nicht verraten?«

Mit einem Schlag war Lina klar, wer da vor ihr stand. Das musste Möhrchen sein. Schöner Mist – die Besitzerin vom Reiterhof! Sie hatte schon wieder Tränen in den Augen.

»Weißt du was, hier auf der Toilette redet es sich schlecht. Wie wäre es, wenn ich dich auf einen Orangensaft einlade?«, schlug Möhrchen vor.

Ohne eine Antwort abzuwarten, schob sie Lina sanft hinaus über den Hof auf das kleine Seitengebäude zu, in dem das Büro war. Dort gab es noch einen zweiten Eingang. »Komm rein. Hier sind wir ungestört.«

Lina fand sich auf einem riesigen Sofa wieder und sah sich neugierig um, während Möhrchen den Saft holte.

Auch hier erinnerte alles an Pferde, trotzdem fühlte sich Lina wohl. Kein Möbelstück passte zum anderen. Nicht einmal bei den Stühlen rund um den großen Esstisch gab es zweimal den gleichen.

Ein bisschen chaotisch, aber richtig gemütlich, dachte Lina.

Die Wände hingen voll mit größeren und kleineren Fotos und Zeitungsausschnitten. Auf einigen konnte Lina Möhrchen stolz lächelnd auf oder neben einem Pferd entdecken. Die Tiere waren geschmückt und prächtig rausgeputzt.

»KATHRIN MÖHRENFELD SIEGT AUF SILBERSCHEIN«, las Lina halblaut eine der Schlagzeilen.

In der hinteren Ecke stand ein Glasschränkchen, in dem es vor lauter Pokalen und Schalen nur so blitzte und blinkte. Dazwischen lagen ein paar merkwürdig aussehende Papierrosetten.

»Das sind nicht alles meine. Die meisten hat noch mein Vater gewonnen«, erklärte Möhrchen.

»Und was sind das für Papierscheiben?«, fragte Lina.

»Die sind für die Pferde. Man kann sie am Zaumzeug befestigen und an die Boxentür hängen. Meine Stute ist sehr stolz auf ihre Preise«, antwortete Möhrchen.

»Ein Pferd weiß, wenn es gewonnen hat?« Lina war misstrauisch.

»Sicher, Pferde sind sehr klug und sensibel.«

»Von wegen!« Lina musste an Funny denken.

»Du hältst scheinbar nicht viel von Pferden?«

Auweh, jetzt hatte sie sich verraten. Lina biss sich schon wieder auf die Unterlippe.

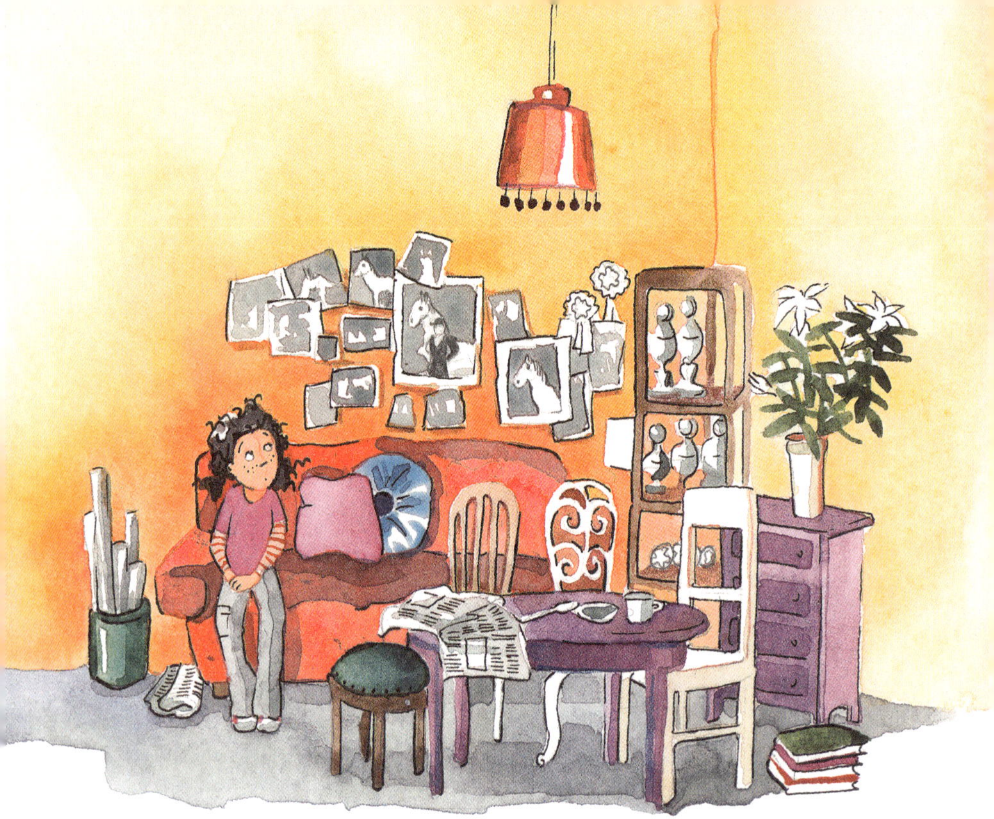

»Warum bist du denn dann hier? Wegen Saskia?« Möhrchen lächelte sie an.

Sie schien gar nicht böse zu sein, dass Lina mit Pferden nichts anfangen konnte. Lina nickte, und ohne dass sie recht wusste, wieso, fing sie an zu erzählen: dass Saskia nur noch hier auf dem Hof war und keine Zeit mehr für sie hatte, dass sie sich wegen Maras Party gestritten hatten, dass sie einfach alles falsch machte …

»… und jetzt lachen alle über mich!«

»Die Mädchen hätten lieber Funny ausschimpfen sollen, anstatt sich über dich lustig zu machen!«, meinte Möhrchen.

»Wieso?«, fragte Lina erstaunt.

»Weil Funny, auch wenn sie dir sicher nicht wehtun wollte, nicht einfach nach dir schnappen darf. Das war falsch, und das muss man einem Tier klipp und klar sagen.«

»Und das hilft? Pferde verstehen uns doch gar nicht.« Lina blieb skeptisch.

»Hast du ein Haustier?«, fragte Möhrchen.

»Nein«, antwortete Lina.

»Tiere verstehen zwar nicht jedes einzelne Wort, trotzdem erkennen sie deinen Tonfall und deine Gesten. Hast du schon mal Leute in einer anderen Sprache miteinander reden hören und, auch wenn du kein Wort verstanden hast, ungefähr gewusst, was sie sagen?«, fragte Möhrchen.

Lina dachte an das Pärchen in der Nachbarwohnung. Möhrchen hatte recht. Sie wusste immer ziemlich genau, wann die beiden miteinander stritten oder peinliches Liebesgesäusel austauschten, obwohl sie Italienisch sprachen.

»Und umgekehrt funktioniert das eben auch. Wenn

du ein Tier genau beobachtest, dann kannst du herausfinden, was es gerade will.«

»Hm«, machte Lina, »ich glaube, das lerne ich nie.«

»Willst du es denn lernen?«

Lina zögerte.

»Kann es sein, dass du auch ein bisschen Bammel vor Pferden hast?« Möhrchen sah Lina an.

»Na ja, sie sind schon ganz schön groß, und man weiß nie so genau, ob sie beißen oder treten!«, gestand Lina.

»Weißt du was, ich mache dir einen Vorschlag. Ich zeige dir in aller Ruhe alles, was du wissen musst, und danach kannst du immer noch entscheiden, ob es dir gefällt, okay?«, sagte Möhrchen.

Das hörte sich gut an, und Lina willigte ein.

Möhrchen stand auf. »Komm mit, als Erstes möchte ich dir jemanden vorstellen. Ich muss nur noch schnell einen Topf mit Futter holen«, meinte Möhrchen.

6. Kapitel

In Silberscheins Stall

Möhrchen führte Lina zu einem kleinen Stall und öffnete vorsichtig die Tür. Drinnen stand eine wunderschöne Schimmelstute und wieherte ihnen leise zu.

»Das ist Silberschein.«

Lina erkannte das Pferd von den Fotos in Möhrchens Wohnung wieder. Plötzlich tauchte neben der Stute noch ein kleiner grauer Kopf auf.

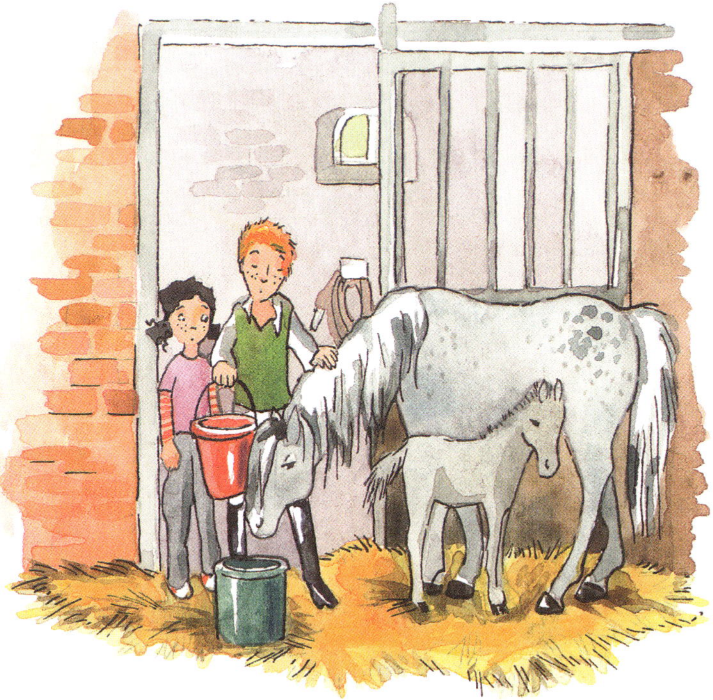

»Und das ist Sindbad, Silberscheins kleiner Sohn. Er ist erst zwei Tage alt und unser ganzer Stolz.«

Möhrchen kraulte die Stute hinter den Ohren.

Lina trat neugierig näher. Das Fohlen war einfach zu süß. Es stakste auf seinen langen, dünnen Beinen durch die Box und erkundete gründlich seine Umgebung. Dann stupste es seine Mutter energisch am Bauch an.

»Und«, fragte die Reitlehrerin, »hast du erkannt, was er will?«

»Ich denke, er hat Hunger«, sagte Lina.

»Stimmt genau. Siehst du, es ist gar nicht so schwer, ein Pferd zu verstehen.«

Lina sah dem kleinen Tier fasziniert zu. Sindbad hatte seinen Kopf durchgesetzt und begann schmatzend zu trinken. Wie klein er war! Und trotzdem wusste er genau, was er wollte. Und Silberschein kümmerte sich rührend um ihr Fohlen. Lina war von dem Anblick ganz hin und weg. Ihr dämmerte langsam, was Saskia so faszinierend an Pferden fand.

Nach einer Weile hatte sich der kleine Hengst satt getrunken, und Lina konnte sehen, dass ihm vor Müdigkeit fast die Augen zufielen.

»Er ist müde«, flüsterte sie, weil sie das Gefühl hatte, ganz leise sein zu müssen. Möhrchen nickte.

Die Stute schob ihren Sohn zärtlich zu einem weichen Haufen Stroh. Dem kleinen Kerl knickten sofort die Beine ein, und in derselben Minute war er eingeschlafen.

»So«, sagte Möhrchen, »nun können wir uns um die Mama kümmern. Aber erst solltet ihr beide euch kennenlernen. Was meinst du, traust du dich, sie zu streicheln?«

Lina wurde wieder unsicher. Aber die Stute stand ganz brav da und blickte sie mit aufmerksamen Augen an.

»Streck einfach deinen Arm aus, und lass sie daran riechen. Du wirst sehen, sie tut dir nichts. Sie möchte dich nur ein bisschen beschnuppern«, sagte Möhrchen.

Möhrchen zeigte ihr genau, was sie tun sollte. Schließlich hielt Lina dem schönen Pferd vorsichtig ihre Hand hin.

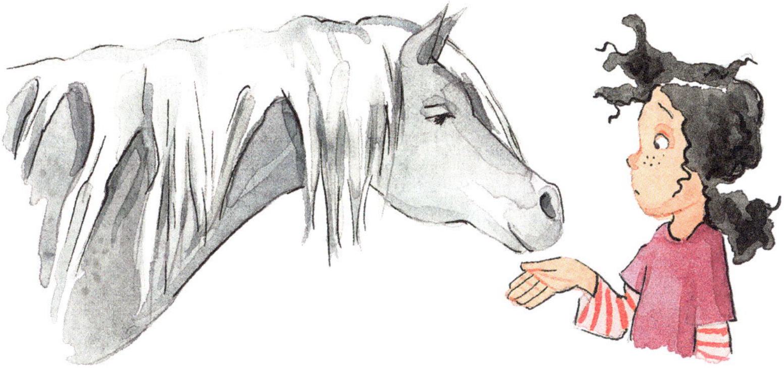

Das Pferdemaul war unerwartet weich und samtig. Es kitzelte ein wenig, als Silberschein Luft durch ihre Nüstern blies und Lina freundlich zuschnaubte.

»Sie scheint dich zu mögen«, meinte die Reitlehrerin.

»Ich glaube, ich mag sie auch«, stellte Lina erstaunt fest und tätschelte das Pferd leicht am Hals.

Silberschein stand ganz still und genoss die Streicheleinheiten. Lina fasste immer mehr Zutrauen und merkte, dass es ihr richtig Freude machte, mit dem Tier zu schmusen.

Nach einer Weile unterbrach Möhrchen die beiden. »Genug gekuschelt. Wir haben noch ein bisschen was zu tun. Magst du mir helfen?«

Lina stimmte begeistert zu: »Was kann ich tun?«

»Silberschein muss etwas zu fressen bekommen. Nicht nur der Kleine hat Hunger.«

Lina folgte Möhrchen in die Futterkammer, und sie schleppten Heu und Stroh zu der Stute.

»So, und jetzt rühren wir noch ein bisschen Mash an, denn die Geburt war anstrengend, und die junge Mutter hat sich einen kräftigen Leckerbissen verdient.«

»Mash, was ist das denn?«

»Dann pass auf, erst mal brauchen wir das hier.«

Möhrchen deutete auf den mitgebrachten Topf. Sie ließ Lina einen Blick hineinwerfen.

»Sieht aber gar nicht gut aus«, stellte Lina fest.

»Das ist gekochter Leinsamen. Und den verrühren wir jetzt noch mit zerquetschtem Hafer und Weizenkleie. Silberschein frisst es recht gern. Allerdings gibt es auch viele Pferde, die deine Meinung teilen.«

In der Tat stürzte sich Silberschein auf den Brei, als hätte sie ewig nichts zu fressen bekommen. Danach zeigte die Reitlehrerin Lina, wie man die Futterkrippe säubern musste. Lina war mit großem Eifer bei der Sache. Immer wenn ihr Blick auf das schlafende Hengstfohlen fiel, machte ihr Herz einen kleinen Hüpfer. Sindbad schmatzte im Schlaf. Lina war sich sicher, dass er schon von seiner nächsten Mahlzeit träumte.

Nachdem alles blitzblank war, holte Möhrchen eine weiche Bürste und fing an, ihre Stute mit sanften Bewegungen zu putzen.

»Du musst immer darauf achten, nicht gegen den Strich zu striegeln. Die meisten Pferde haben es richtig gern, gebürstet zu werden. Natürlich gibt es auch ein paar Dreckspatzen, die sich weigern.«

»Wie bei Kindern, die nicht in die Badewanne wollen?«, fragte Lina.

»Guter Vergleich! – Wie steht's, Lina, möchtest du mir jetzt öfter helfen, die beiden zu versorgen? Ich könnte sehr gut noch zwei Hände gebrauchen«, meinte Möhrchen.

»Au ja, schrecklich gern, wenn ich darf.« Lina war ganz aufgeregt.

»Eine Bedingung habe ich allerdings ...«, meinte Möhrchen.

»Was denn?« Lina ahnte schon, was jetzt kommen würde.

»Du musst Saskia die Wahrheit sagen.«

»Ist das wirklich nötig? Es ist doch jetzt alles anders«, versuchte Lina sich herauszureden.

»Wie soll sie denn Rücksicht auf dich nehmen, wenn sie nichts von deinen Gefühlen weiß?«

Lina nagte an ihrer Unterlippe. »Und wenn sie dann nicht mehr meine Freundin sein will?«

»Das glaube ich nicht. Warum, meinst du, wollte sie unbedingt, dass du mit hierherkommst?«, fragte Möhrchen.

So hatte Lina das noch gar nicht betrachtet. Kleinlaut versprach sie, Saskia alles zu erzählen.

7. Kapitel

Die große Aussprache

Mit einem mulmigen Gefühl im Magen zog Lina die Tür des kleinen Stalls hinter sich zu. Noch ganz in Gedanken machte sie sich auf den Weg zur Reithalle. Da wurde sie beinahe von Ruth über den Haufen gerannt.

»Da bist du ja!« Ruth war ganz außer Atem.

»Ja, wieso?«

»Mensch, wir suchen dich überall. Wo hast du bloß gesteckt? Saskia hat schon den ganzen Hof nach dir um-

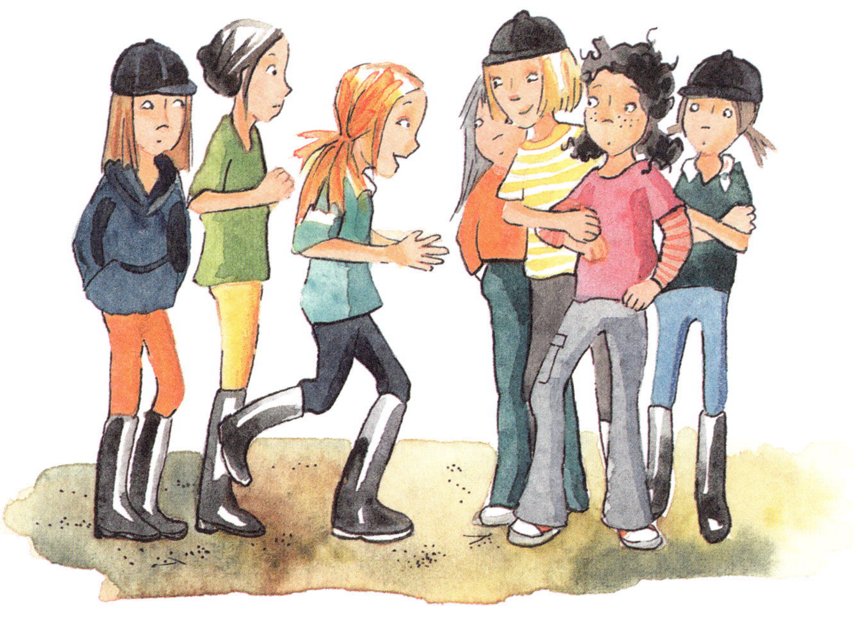

gegraben.« Ruth zerrte Lina in Richtung Schulstall, wo ein ganzer Trupp Mädchen versammelt war. Schon von weitem brüllte Ruth: »Ich hab sie gefunden!«

Alle Köpfe drehten sich nach ihnen um. Aus der Menge bahnte sich jemand energisch einen Weg, und Saskias besorgtes Gesicht tauchte auf.

»Lina, Gott sei Dank. Ich hab schon gedacht, dir ist was passiert.«

Saskia erdrückte die Freundin fast mit ihrer Umarmung. »Wo warst du denn nur? Ich dachte, du wolltest beim Reiten zugucken.« Fragend sah Saskia die Freundin an, und Lina merkte, dass sie schon wieder nervös auf ihre Unterlippe biss. Vor allem, weil auch Betty und Ruth immer noch neben ihnen standen und genauso gespannt auf eine Erklärung zu warten schienen wie Saskia.

»Äh, na ja, zuerst war ich auf dem Klo …«, versuchte Lina sich Zeit zu verschaffen.

»Das kann unmöglich eine ganze Stunde gedauert haben«, stellte Ruth fest.

»Außerdem haben wir dort auch nachgesehen, und da warst du nicht«, warf Betty ein.

»Stopp«, fuhr Saskia die beiden an. »Das ist schließlich kein Verhör hier!«

Dankbar grinste Lina die Freundin an. Betty und Ruth gingen ihr ganz schön auf die Nerven. Sie wäre lieber mit Saskia allein gewesen. Deshalb erzählte sie jetzt auch nur kurz, dass sie Möhrchen getroffen und die ihr Silberscheins Fohlen gezeigt hatte.

»Tut mir echt leid, Saskia. Ich muss komplett die Zeit vergessen haben. Aber Sindbad ist so süß ...« Weiter kam sie nicht.

»Möhrchen hat dich mit zu Silberschein genommen?« Betty klang ganz erstaunt.

»Wie hast du das angestellt?«, wollte Ruth wissen. »Normalerweise lässt Möhrchen keinen von den Schülern zu ihrer Stute, seit das Fohlen da ist.«

Saskia nickte. »Sie hat uns eingeschärft, dass Silberschein ihre Ruhe braucht. Obwohl wir alle schrecklich neugierig auf den Kleinen sind.«

Lina merkte, dass die anderen drei sie glühend beneideten. Sie machten ihr keine Vorwürfe mehr, sondern löcherten sie nur noch mit Fragen über Sindbad. Betty konnte es am wenigsten verstehen, dass ausgerechnet »die Neue« das Fohlen als Erste gesehen hatte. Immer wieder wollte sie wissen, wieso Möhrchen sie mit in den Stall genommen hatte. Aber Lina zuckte nur mit den Schultern und genoss ihren großen Auftritt.

Erst als Lina auf dem Heimweg mit Saskia allein war, erzählte sie die ganze Geschichte. »Ich muss dir noch was beichten.«

»Hast du Sindbad doch nicht wirklich gesehen?«, argwöhnte Saskia.

»Klar hab ich ihn gesehen. Es ist nur – ich glaube, Möhrchen hat mich nur mitgenommen, weil sie Mitleid hatte.« Lina sah Saskia von der Seite an.

»Warum sollte sie denn Mitleid mit dir haben?«, fragte Saskia.

»Weil ich auf dem Klo geheult hab.«

»Du hast geheult? Warum?« Saskia bremste und stieg vom Rad.

»Weil ich dachte, dass du nicht mehr meine Freundin sein willst, wenn du herausfindest, dass ich Pferde nicht so toll finde wie du«, sagte Lina leise.

Saskia starrte Lina sekundenlang fassungslos an, dann platzte es aus ihr heraus: »Nicht mehr deine Freundin? Und überhaupt – was soll das heißen – du findest Pferde nicht so toll wie ich?«

Lina holte tief Luft: »Als du mit der Reiterhofidee ankamst, wollte ich zuerst nicht mit, weil – weil – na, weil ich Pferde irgendwie eher doof und langweilig fand. Und auch ein bisschen groß und so.«

»Und wieso hast du mir das nicht gesagt?« Saskia stemmte die Hände in die Hüften, und Lina merkte, dass sie nicht nur sauer, sondern auch ziemlich ratlos war.

»Weil ich sicher war, dass du dir dann eine neue Freundin suchst. Ruth, zum Beispiel.«

»Sag mal, spinnst du?« Saskia fing an zu verstehen. »Und deshalb lügst du mir die ganze Zeit was vor!«

»Ich weiß, dass es Schwachsinn war. Ich wollte es dir ja die ganze Zeit sagen, aber dann warst du wieder so begeistert von der Reiterei, und ich wusste einfach nicht, wie ich es anfangen sollte.«

Saskia legte die Stirn in Falten und nickte langsam: »Eigentlich hätte ich merken müssen, dass etwas nicht in Ordnung ist. Spätestens, als du zu Maras Geburtstag gegangen bist. Ich stand ganz schön auf der Leitung.«

»Du kannst doch nichts dafür, wenn ich meinen Mund nicht aufkriege!«, sagte Lina.

»Das haben wir dann ja wohl beide verbockt!«

»Es tut mir so leid! Sind wir noch Freundinnen?«, murmelte Lina.

»Klar, was denkst du denn! Die besten!«, rief Saskia.

Und dann fielen sie sich in die Arme. Lina fühlte sich plötzlich ganz leicht, als ob jemand ein paar Kilo Steine von ihren Schultern geschubst hätte.

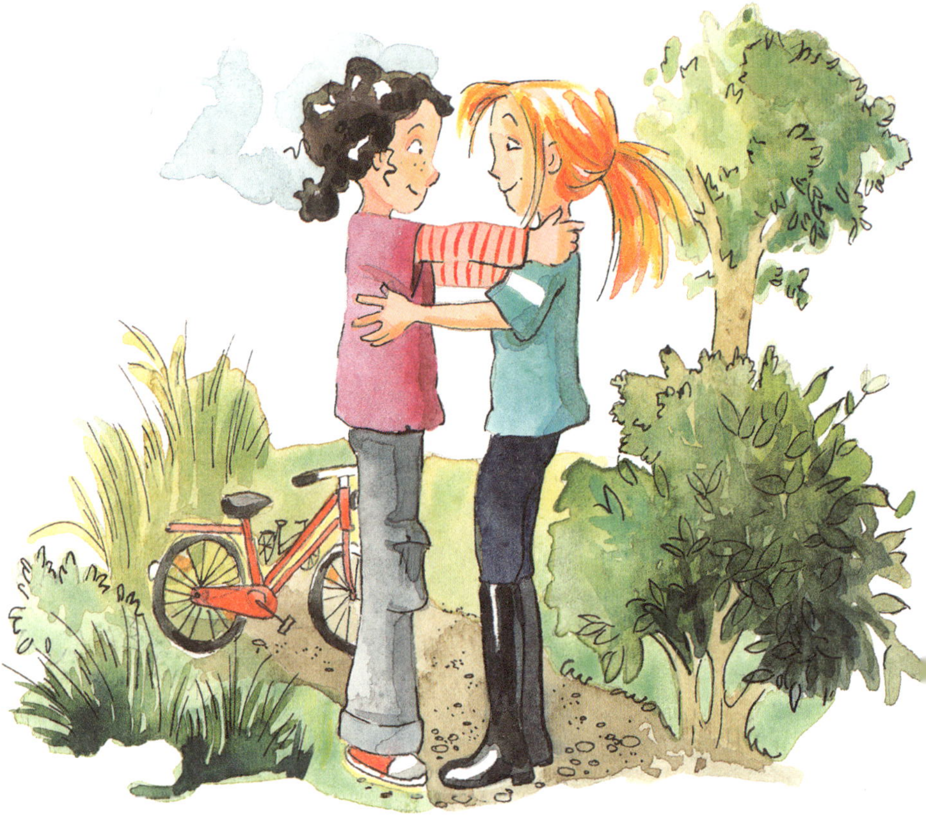

»In Zukunft sag ich dir immer sofort, was los ist«, schwor sie feierlich.

»Und ich renne nicht mehr jeden Tag nach Möhrenfeld!«

»Dann werden wir uns selten über den Weg laufen.«

»Wieso?« Saskia guckte ziemlich irritiert.

»Weil ich jeden Tag nach Sindbad sehen muss. Hab ich Möhrchen versprochen.«

»Aber … ich dachte … du hast doch gerade gesagt, dass du Pferde nicht …«, stammelte Saskia.

»… dass ich Pferde erst nicht so prickelnd fand, ja. Aber man darf seine Meinung doch ändern.« Lina grinste. »Allerdings muss ich noch eine ganze Menge lernen.«

»Kein Thema. Ich helf dir!« Saskia fiel ihrer Freundin gleich noch mal um den Hals.

8. Kapitel

Neuanfang

Diesmal konnte Lina es kaum erwarten, bis die Schule endlich zu Ende war. Die spitzen Bemerkungen von Mara und Kim prallten an ihr ab wie Gummibälle. Sie hatte etwas Besseres zu tun. Und zwar mit Saskia zusammen. Das war das Allerwichtigste.

Leider hatte ihre Mutter darauf bestanden, dass sie noch zu Hause zu Mittag aß. Aber so hatte sie wenigstens noch Gelegenheit, sich von Saskia ein paar Tipps zur Pferdepflege geben zu lassen.

»Ich glaube, um Sindbad musst du dich nicht weiter kümmern, das erledigt bestimmt die Pferdemutter selbst«, vermutete Saskia.

»Und was mache ich dann?«

»Keine Sorge, da bleibt noch genug zu tun. Füttern, putzen und nicht zu vergessen – ausmisten.«

Nur eine halbe Stunde später trafen die beiden Freundinnen auf dem Hof ein und liefen direkt Möhrchen in die Arme. Fragend sah die Reitlehrerin Lina an.

»Alles geklärt«, sagte Lina, und Saskia nickte zustimmend.

»Fein, dann habe ich gleich zwei Helferinnen.«

»Aber klar!«, kam die Antwort wie aus einem Mund.

»Am besten fangt ihr mit Cäsars Stall an, dann kann dir Lina über die Schulter schauen, Saskia. Und danach kommt ihr rüber zu Silberschein«, sagte Möhrchen.

Also machten sich die beiden an die Arbeit. Sie schleppten Mistgabel, Schaufel, Besen und Schubkarre zu Cäsar.

»Hallo, mein Lieber – Zimmerservice!«, lockte Saskia, bevor sie ihn aus der Box führte und anband. »Geht einfach schneller, wenn er nicht um uns rumwuselt«, erklärte sie.

Lina war ganz Saskias Meinung. Denn sie fand – von Silberschein einmal abgesehen – Pferde immer noch ziemlich riesig und beeindruckend. Wer konnte schon garantieren, dass Cäsar ihr nicht versehentlich auf den Fuß trat, wenn sie neben ihm die Box ausmistete?

Diesmal schien Saskia ihre Gedanken zu erraten: »Ich hatte am Anfang auch Bammel, dass ich was falsch mache und einen Tritt abbekomme. Aber irgendwann denkst du nicht mehr drüber nach.«

»Wir gewöhnen uns schon aneinander!« Lina hielt

Cäsar vorsichtig die Hand hin, wie sie es gestern von Möhrchen gelernt hatte. Das Pony streckte sofort den Kopf vor und stieß Lina zart an.

»Hier!« Saskia reichte Lina eine Karotte. »Leg sie einfach auf die flache Hand und gib sie ihm.«

Lina dachte kurz an Funny und den Apfel. Aber dann atmete sie tief durch und reichte Cäsar langsam die Möhre. Er machte wieder gut, was Funny gestern verbockt hatte: Ganz sanft nahm er die Knabberei von Linas Handfläche. Es kitzelte, und Lina musste lachen.

»Gut gemacht«, lobte Saskia, »jetzt hast du einen Freund fürs Leben!«

Lina schmuste noch ein bisschen mit Cäsar. Dann zeigte Saskia Lina, wie man Pferdeäpfel und nasses Stroh in die Schubkarre befördert.

»Was noch trocken ist, schichtest du an den Wänden auf und fegst gründlich aus.«

Als Lina Saskia half, neue Einstreu zur Box zu schleppen, bog Ruth in die Stallgasse ein.

»Aha, Nachhilfe in Sachen Pferd!«

»Ja, und!?«, reagierte Lina patzig.

»Du hast recht, eigentlich ist es super, dass noch jemand hilft. Wenn du mal Fragen hast und Saskia nicht greifbar ist, dann komm einfach zu mir.«

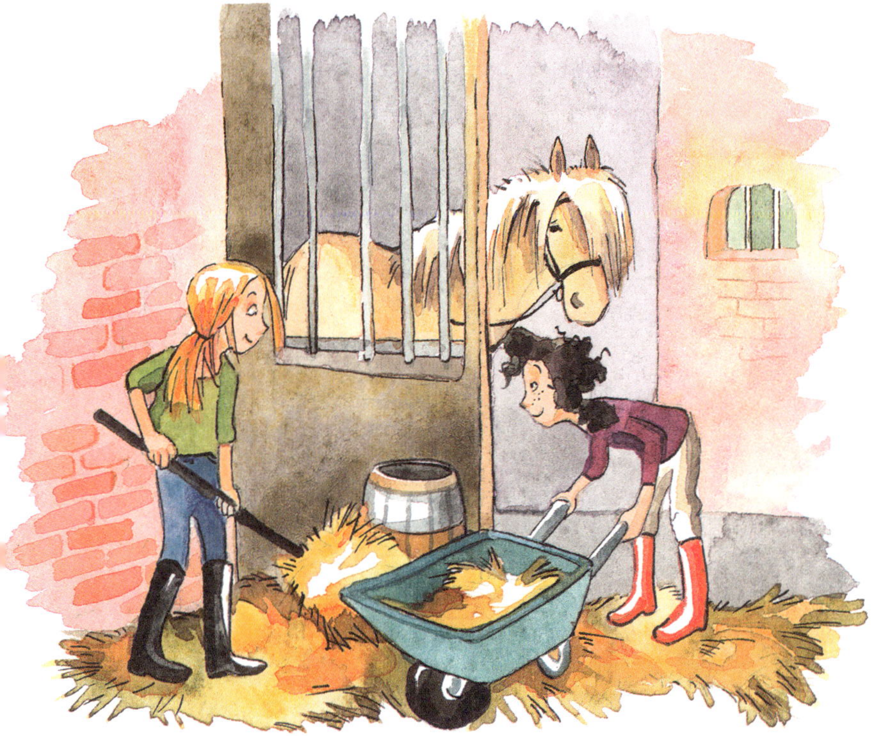

»Okay«, lenkte Lina ein.

Sie hatte keine große Lust, weiterhin mit allen auf Kriegsfuß zu stehen. Zum Glück schien Ruth das ähnlich zu sehen. Sie half ihr sogar, die Schubkarre zum Misthaufen zu schieben.

Als sie mit Cäsars Box fertig waren, gingen sie zu Silberschein. Da lief ihnen Betty über den Weg.

»Was will die denn schon wieder hier?«, fragte sie.

»*Die* heißt Lina und kommt jetzt jeden Tag. Sie kümmert sich nämlich ganz offiziell um Silberschein«, sagte Saskia wütend.

»Wer sagt das?« Betty war ganz weiß im Gesicht geworden.

»Möhrchen«, sagte Lina sachlich.

Betty schnaubte verächtlich und lief ohne ein weiteres Wort davon.

»Wenn ich bloß wüsste, was ich der getan habe!«, rätselte Lina.

»Keine Ahnung. Ich kenne sie so gar nicht. Bis heute fand ich sie ziemlich nett«, meinte Saskia.

»Nett ist was anderes. Vielleicht hat sie was gegen Neue?«, fragte Lina.

»Kann ich mir nicht vorstellen. An meinem ersten Tag hat sie mich überall rumgeführt.«

Kaum hatten sie Silberscheins Stall betreten, vergaß Lina den Ärger. Die weiße Stute begrüßte sie mit einem leisen Wiehern. Sindbad hatte sich gerade im Stroh gewälzt. In seinem Fell hingen überall Halme.

»Ist der aber niedlich!«, rief Saskia.

»Und frech«, hörten sie Möhrchens fröhliche Stimme aus dem Hintergrund.

Sie drückte den beiden Mädchen Schaufel und Mistgabel in die Hand. Diesmal konnte Lina tatkräftig mithelfen und war mächtig stolz darauf.

Anschließend erklärte Möhrchen den beiden Freundinnen noch alles über das Putzzeug. Einen ganzen Berg von Utensilien baute sie vor ihnen auf. Schwämme, Bürsten und Kämme erkannte Lina. Und den komischen Haken hatte Saskia gestern zum Auskratzen der Hufe benutzt.

»Das ist ja fast mehr Zeug als auf Maras Schminkparty!«, meinte Lina erstaunt.

»Das kenn ich auch nicht alles«, gab Saskia zu.

»Dann wollen wir das ändern!« Möhrchen erklärte geduldig, wo man welchen Striegel brauchte und wie man Mähne und Schweif richtig kämmte.

Silberschein genoss es, als Vorführmodell herzuhalten. Sie stand ganz ruhig, bis ihr Fell richtig glänzte.

»Wäre sie eine Katze, würde sie jetzt schnurren«, vermutete Lina.

»Gut beobachtet«, sagte Möhrchen, »sie wird wirklich gerne schön gemacht.«

»Funny steht nicht so drauf. Die zappelt immer herum. Besonders, wenn ich ihr den Bauch abbürste«, meinte Saskia.

»Kein Wunder, Funny ist am Bauch kitzlig. Da darfst du nicht zu zaghaft rangehen«, riet Möhrchen.

»Ich glaube, Pferde sind doch spannender als mein Fahrrad«, meinte Lina am Ende des Nachmittags zu Saskia.

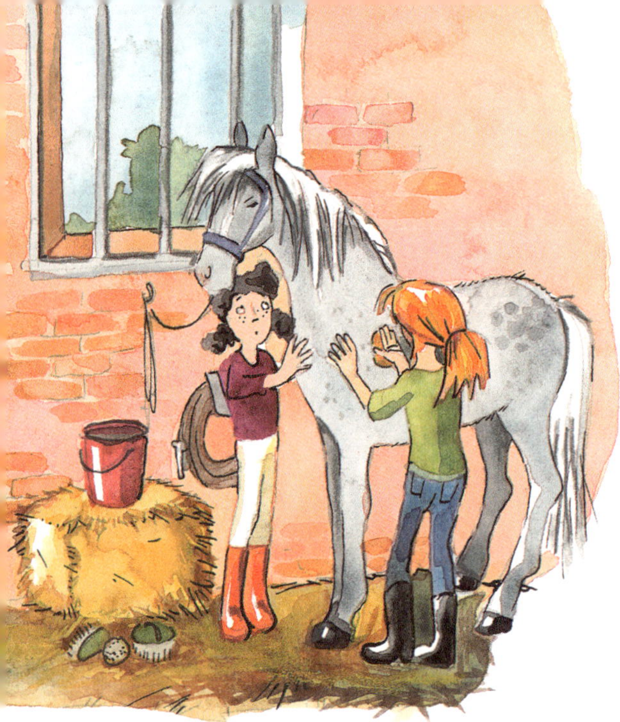

»Schaust du mir dann morgen endlich beim Reiten zu?«

»Gerne, solange ich nicht selbst auf ein Pferd muss.« Lina grinste unsicher.

»Du willst nicht reiten?«, wollte Saskia wissen.

»Nee, das kann noch warten.«

»Ich dachte, du fühlst dich wohl hier.« Saskia sah ein bisschen enttäuscht aus.

»Tu ich auch, echt. Nur, so ein Pferderücken ist schon verflixt hoch.«

»Aber … – ach was, du hast recht. Jeder hat sein eigenes Tempo. Hauptsache, du bist hier!« Saskia lächelte ihre Freundin an.

»Ich find's klasse, dass wir wieder so viel zusammen machen!«

»Ich auch!«, antwortete Lina und lachte.

9. Kapitel

Reitstunde

Wie versprochen, setzte sich Lina am nächsten Tag in die Reithalle, als Saskias Stunde anfing. Saskia winkte Lina von Funny herunter zu. Ungewohnt sah sie aus mit ihrer schwarzen Reitkappe. Saskia hatte ihr erklärt, dass so eine Kappe mindestens so wichtig war wie der Helm beim Fahrradfahren. »Möhrchen und Elke lassen uns sowieso nicht ohne aufs Pferd!«, hatte sie gesagt.

Der Unterricht begann. Im Schritt ritt die Gruppe hintereinander her.

»Hacken nach unten, Sandra! Lass die Zügel etwas lockerer, Saskia!«, korrigierte Elke.

Lina gab sich große Mühe, aber sie konnte beim besten Willen nicht erkennen, was die beiden falsch gemacht hatten.

»Und jetzt die ganze Gruppe in den leichten Trab!«, kommandierte Elke.

Das geht aber ganz schön schnell, dachte Lina. Hoffentlich fällt Saskia nicht vom Pferd!

Aber die Freundin machte ihre Sache ziemlich gut und bekam sogar ein dickes Lob von Elke.

Plötzlich ließ sich jemand neben Lina auf die Bank plumpsen. Es war Ruth.

»Hey, wann ist denn deine erste Stunde?«, fragte sie.

»Ähm, das dauert noch«, wich Lina aus.

»Hat Elke keine Zeit, dich an die Longe zu nehmen?«

»Mich an die *was* zu nehmen?« Schon wieder so ein Begriff, den Lina noch nie gehört hatte.

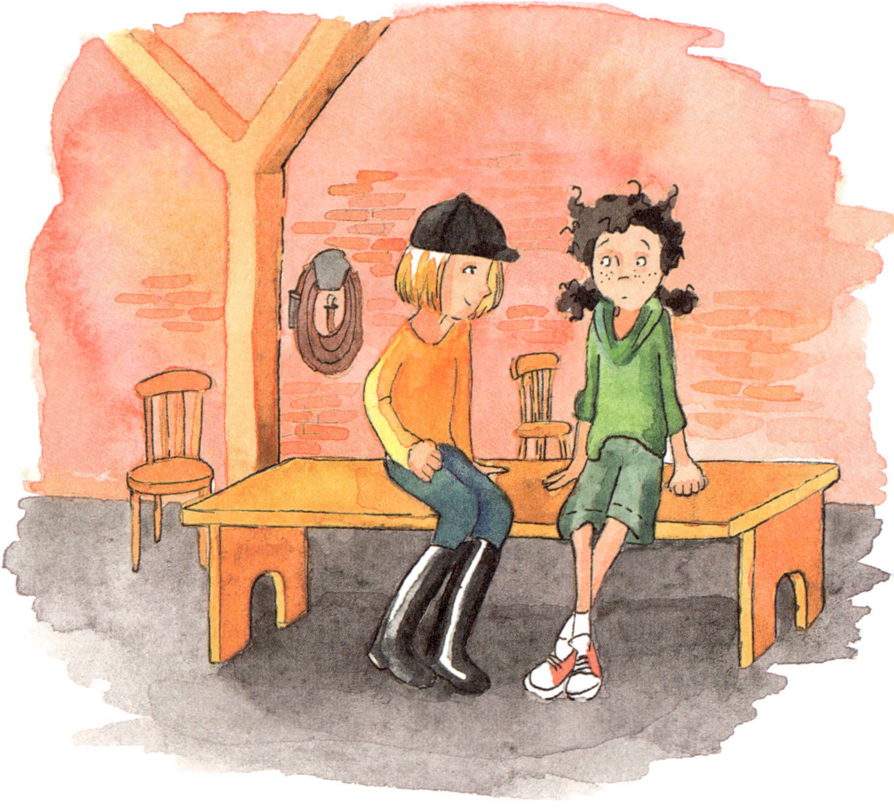

»An die Longe. Das ist eine lange Leine, an der das Pferd die ersten Stunden geführt wird, damit du ein Gefühl für seine Bewegungen kriegst«, erklärte Ruth.

»Ach so!«

»Soll ich bei Elke ein gutes Wort für dich einlegen?«, fragte Ruth.

»Danke, das ist echt nett, aber ich möchte jetzt noch nicht reiten. Vielleicht später.«

Lina freute sich wirklich über das Angebot. Damit war endgültig klar, dass Ruth ihren anfänglichen Groll begraben hatte.

»Worauf willst du denn warten?« Ruth sah aus wie ein einziges Fragezeichen.

Da sagte jemand hinter ihnen: »Unsere Prinzessin erwartet bestimmt eine Sonderbehandlung. Mit Longe gibt sie sich wahrscheinlich gar nicht erst ab!«

Sie fuhren herum. Da stand Betty und funkelte Lina feindselig an. Lina merkte, dass sie dunkelrot wurde, und stotterte: »Das, das stimmt gar nicht, äh – ich …«

»Ach nein«, schnitt Betty ihr das Wort ab, »möchte Madam lieber von Möhrchen höchstpersönlich unterrichtet werden?«

»Vielleicht lässt du Lina mal zu Wort kommen, bevor du hier so ein Theater machst!«, mischte sich Ruth ein.

»Auf wessen Seite stehst du eigentlich? Ich dachte, wir wären Freundinnen«, fuhr Betty Ruth an.

»Auf wessen Seite ich stehe? Ich wusste bisher gar nicht, dass es davon mehrere gibt.« Ruth blieb ganz ruhig.

»Dann weißt du es eben jetzt! Und entschieden hast du dich ja wohl auch schon!« Betty rauschte davon.

»Was war das denn?« Ruth starrte ihr fassungslos hinterher.

»Sie war schon gestern so stinkig. Aber ich weiß echt nicht, wieso«, meinte Lina.

»Stimmt es, dass du nicht an die Longe willst und nur Möhrchen dich unterrichten soll?«, fragte Ruth Lina.

»So ein Quatsch! Ich trau mich einfach nur nicht auf ein Pferd, weil ich noch so wenig darüber weiß. Ich will erst eine Weile beim Pflegen helfen, bevor ich die ersten Stunden nehme«, erklärte Lina.

»Das ist der ganze Grund?«, fragte Ruth ungläubig.

»Ja, ich hoffe, du hältst mich nicht wieder für einen Angsthasen?«

»Im Gegenteil!« Ruth schüttelte den Kopf. »Hier tauchen oft Mädels auf, die nur reiten wollen und sich vorm Putzen und Ausmisten am liebsten drücken würden. Solche Schnepfen habe ich echt gefressen. Aber

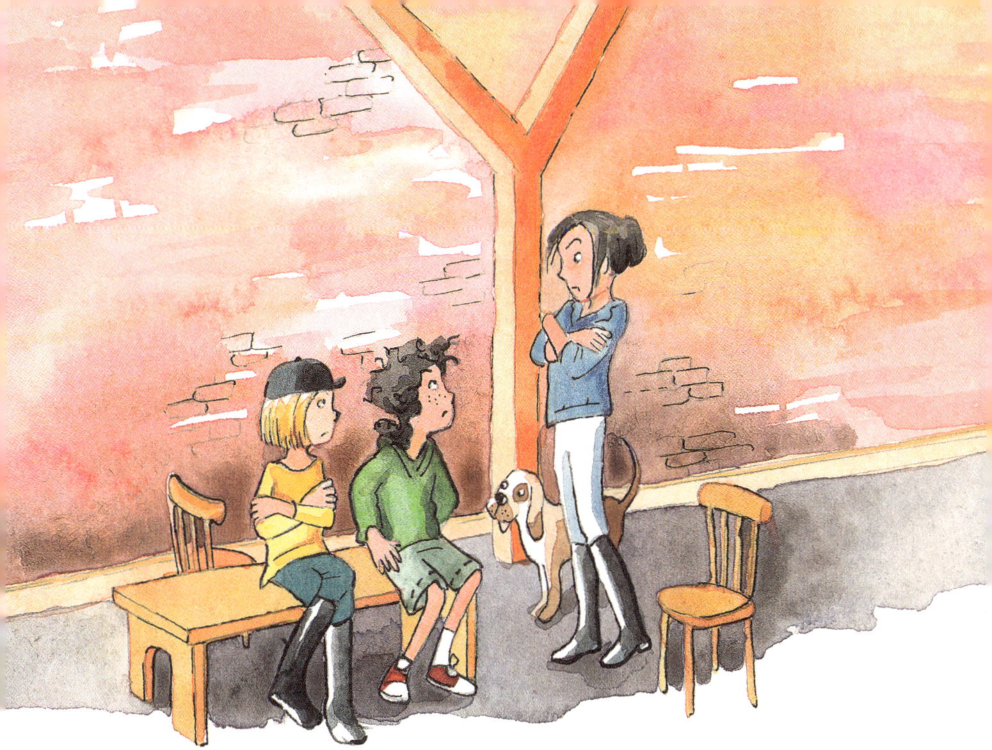

jemanden, der ordentlich mit anpackt, den können wir immer brauchen!« Ruth grinste Lina an.

Lina war erleichtert. Wenigstens mit Ruth verstand sie sich.

Inzwischen war Saskia mit ihrer Reitstunde fertig und führte Funny in den Stall. Lina und Ruth bummelten hinter ihr her und halfen dann, das Pony trocken zu reiben und zu versorgen.

»Wo ist denn Betty?«, wollte Saskia wissen.

»Seit ihrem komischen Auftritt vorhin habe ich sie nicht mehr gesehen«, antwortete Ruth.

»Was für ein Auftritt?«, fragte Saskia.

Lina erzählte, was vorgefallen war. »Wahrscheinlich mag sie mich einfach nicht«, schloss sie ihren Bericht.

»Aber sie kennt dich doch gar nicht«, meinte Saskia.

»Ich glaub auch, dass was anderes dahintersteckt. Betty ist sonst nicht so«, vermutete Ruth.

»Und was soll das sein?«, fragte Lina.

»Das krieg ich noch raus! Die werde ich mir nachher in aller Ruhe vorknöpfen. Mich so anzuschnauzen!« Ruth machte ein entschlossenes Gesicht, warf den Kopf in den Nacken und imitierte Bettys Tonfall: *»Dann weißt du es eben jetzt! Und entschieden hast du dich ja wohl auch schon!«*

Unwillkürlich musste Lina lachen. »Gut getroffen!«

Saskia klatschte Beifall, und Ruth verbeugte sich grinsend vor ihrem Publikum. Sie alberten noch eine Weile herum, und die Zeit verging wie im Flug.

Ruth ist echt klasse. Nur schade, dass Betty sich querstellt, sonst wäre alles perfekt, dachte Lina. Sie warf einen Blick auf die Uhr und erschrak: »Mensch, Saskia, wir müssen Gas geben, wenn wir noch zu Silberschein wollen!«

»Was wollt ihr denn bei Silberschein?«, wunderte sich Ruth.

»Möhrchen hat uns als Helfer angeworben«, sagte Saskia stolz.

»Ach, so ist das! Dann wird mir so einiges klar!«, rief Ruth.

»Du sprichst in Rätseln«, sagte Lina.

Aber Ruth hatte es plötzlich furchtbar eilig. »Ich erklär euch das morgen!«, rief sie noch über die Schulter und verschwand in der Stallgasse.

»Weißt du, was sie meint?«, fragte Lina.

Saskia verneinte.

Sie hatten aber keine Zeit, sich darüber länger Gedanken zu machen, denn es war wirklich höchste Zeit, die Stute zu versorgen. Lina wusste inzwischen genau, was sie tun musste.

»Du lernst schnell!«, lobte Saskia.

»Danke, es macht aber auch richtig Spaß!«

10. Kapitel

Der Fall Betty

Tags darauf rätselten die beiden Freundinnen auf dem Weg nach Möhrenfeld wieder über Ruths schnellen Abgang. »Meinst du, es hatte was mit Betty zu tun?«, fragte Lina.

»Gut möglich«, meinte Saskia, »sie wollte sich Betty ohnehin noch vorknöpfen.«

»Hoffentlich wird dadurch nicht alles noch schlimmer«, meinte Lina.

»Schlimmer geht kaum. So wie ihr es beschrieben habt.«

»Schon, aber die zwei sind doch gute Freundinnen. Ich will nicht, dass sie sich meinetwegen zoffen«, meinte Lina.

»Jetzt mach aber mal einen Punkt. Wenn Betty sich benimmt wie eine Irre!« Saskia klang richtig sauer.

»Ich meine nur …!«

Saskia sah ihre Freundin an und sagte: »Wir werden bestimmt gleich hören, was los war!«

Neugierig öffneten sie die Stalltür und sahen sich suchend nach Ruth um. Aber die war nirgends zu sehen. Nur ein paar ältere Mädchen waren bei ihren Pferden. Lina fiel auf, dass eine besonders lustlos den Hals ihres Tieres striegelte. Sie trug zwar eine schicke Reitjacke, und ihre Stiefel waren auf Hochglanz poliert, aber die Finger wollte sie sich wohl nicht schmutzig machen. Die war bestimmt so eine, über die sich Ruth gestern aufgeregt hatte. Lina stupste Saskia an und deutete unauffällig in Richtung des Mädchens. Saskia stieß einen kaum hörbaren Seufzer aus und verdrehte die Augen. Gleichzeitig legte sie den Finger auf die Lippen und bedeutete Lina, mitzukommen. Erst als sie die Tür der Sattelkammer hinter sich geschlossen hatte, sagte sie: »Das ist Vanessa. Sie reitet wirklich gut, und ihre Klamotten sind

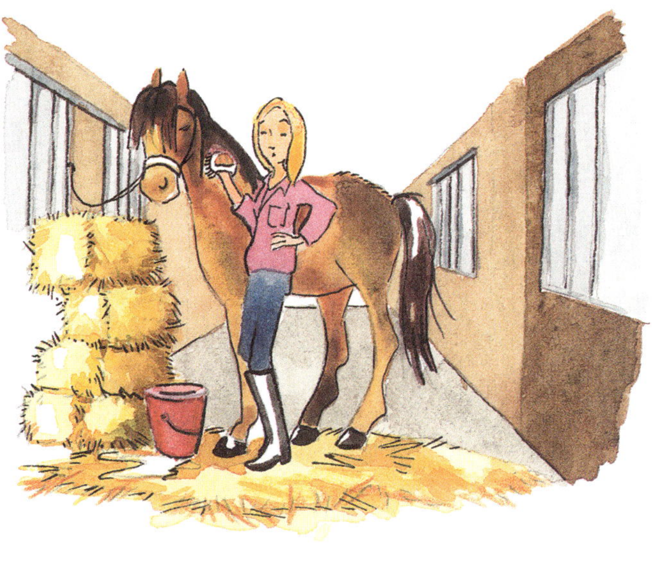

vom Allerfeinsten, aber ihr Pferd interessiert sie nicht die Bohne. Alle regen sich über sie auf.«

»Ruth hat mir gestern erzählt, dass es solche Zicken hier gibt. Aber wieso lässt Möhrchen so eine überhaupt auf den Hof?«, fragte Lina.

»An eines der Schulponys würde Möhrchen sie niemals ranlassen, aber das ist Vanessas eigenes Pferd«, erklärte Saskia.

»Sie hat ein eigenes Pferd und kümmert sich so schlecht darum?«, staunte Lina.

»Verstehe ich auch nicht. Wenn Funny mir gehören würde ...« Saskia seufzte.

»Dann könntest du sie kaum noch mehr verwöhnen als jetzt!« Lina grinste. »Aber warum sagt niemand dieser Vanessa die Meinung?«

»Betty hat das natürlich schon gemacht.«

»Wer auch sonst, aber da hatte sie ausnahmsweise recht!«, fand Lina.

»Stimmt, aber Möhrchen hat sie zurückgepfiffen. Die Leute, die ihre eigenen Pferde hier unterstellen, zahlen eine Menge Geld. Nur allein vom Reitunterricht könnte der Hof nicht überleben«, erklärte Saskia ihrer Freundin.

»Damit sich Fräulein Glanzstiefel keinen neuen Hof sucht, muss man freundlich zu ihr sein«, stellte Lina fest.

»So ungefähr. Ihr Vater hat nämlich noch zwei andere Pferde hier stehen. Die werden allerdings von Möhrchen und Elke versorgt.«

»Der muss ja eine Stange Geld haben. Warum muss dann Vanessa ihr Pferd selbst pflegen?«, wollte Lina wissen.

»Herr Großmann ist eigentlich ganz okay. Er hat zwar wenig Zeit, weil er viel arbeiten muss. Aber wenn er da ist, dann packt er auch kräftig mit an. Deshalb will er auch, dass Vanessa sich selbst um ihr Pferd kümmert. Wenn ich es richtig verstanden habe, war das die Bedingung, dass sie überhaupt eins bekommt. Du solltest mal sehen, wie sie spurt, wenn ihr Vater in der Nähe ist!«, sagte Saskia.

»Typisch verwöhntes Töchterchen.« Lina kicherte.

»Du sagst es. Jetzt aber genug gelästert. Lass uns lieber Ruth suchen!«

Sie verließen die Sattelkammer und machten sich auf den Weg ins Stüberl. Das war ein Raum, in dem sich die Reitschüler nach dem Unterricht noch zusammensetzen konnten. Die Wände waren gepflastert mit Postern, Fotos, Postkarten und Hufeisen. Es gab keine Stühle oder Tische, sondern man saß auf Strohballen an alten Futterkisten. In der Ecke diente eine umgebaute

Holzkutsche als Bar. Einmal in der Woche besorgte Möhrchen neue Getränkekisten, und wer etwas trinken wollte, legte das Geld dafür in ein Körbchen. Die Preisliste hing für jeden sichtbar an der Wand.

»Das klappt?«, fragte Lina.

»Und ob. Möhrchen hat gedroht, dass sie vier Wochen keine Getränke holt, wenn die Kasse nicht stimmt«, sagte Saskia.

Im Moment war nicht sehr viel los. Die meisten Mädchen waren bei ihren Pferden oder hatten Reitstunde. Aber in einer Ecke saß tatsächlich Ruth und nuckelte an einer Cola. »Hallo, wusste ich doch, dass ihr irgendwann hier auftauchen würdet«, meinte Ruth gelassen.

Die Freundinnen ließen sich neben Ruth auf einen Strohballen plumpsen.

»Erklärst du uns deine geheimnisvollen Andeutungen von gestern?«, kam Lina gleich zur Sache.

»Ich weiß, was mit Betty los ist«, antwortete Ruth.

»Nun rück schon raus!« Saskia wurde ungeduldig.

Aber Ruth wollte es spannend machen: »Was würdest du machen, wenn Möhrchen die Pflege von Funny irgendeiner anderen übertragen würde?«

»Was hat das mit Betty zu tun?« Saskia kapierte gar

nichts, aber bei Lina fiel der Groschen. »Silberschein!«, rief sie.

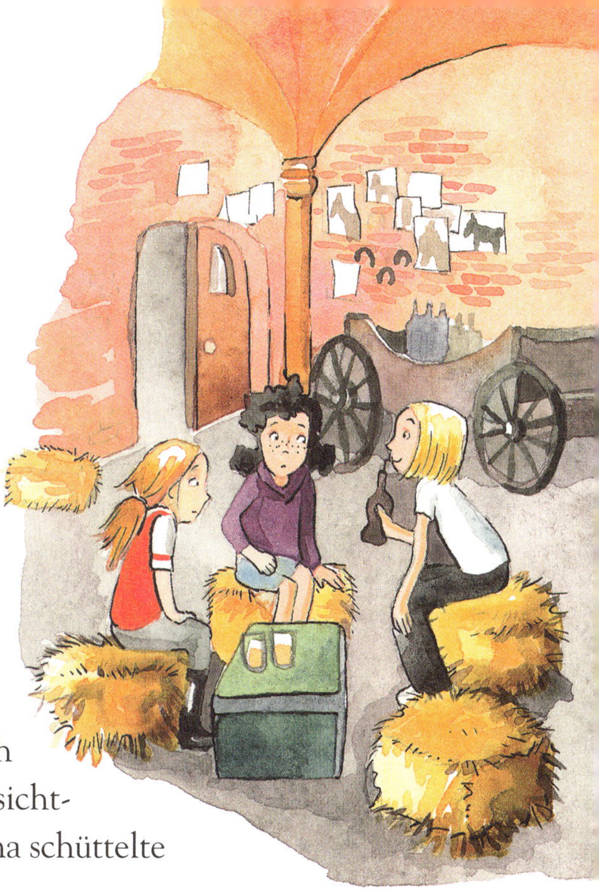

»Genau!«, nickte Ruth. »Betty liebt Silberschein heiß und innig. Bevor du aufgetaucht bist, war sie sich sicher, dass Möhrchen ihr die Pflege anvertrauen würde.«

»Autsch – und jetzt denkt Betty natürlich, ich hätte ihr Silberschein absichtlich weggeschnappt.« Lina schüttelte den Kopf.

»Und wie sie das denkt!« Ruth verdrehte die Augen. »Ihr hättet sehen sollen, wie sie gestern auf mich losgegangen ist, weil ich dich verteidigt habe!«

»Danke, das war echt lieb. Aber ich will nicht, dass du dich mit Betty streitest«, sagte Lina.

»Das will ich eigentlich auch nicht.« Ruth seufzte. »Aber die ist so was von verbohrt. Sie hält dich ernsthaft für eine Neuauflage von Vanessa.«

»Das ist unfair«, ließ sich Saskia vernehmen. »Und was machen wir dagegen?«

»Fürs Erste wüsste ich gerne, wie es dazu kam, dass du Silberschein betreust.« Betty sah Lina fragend an.

Der rutschte das Herz in die Hose. Der neuen Freundin gleich die ganze Story zu erzählen, hatte sie eigentlich nicht vorgehabt. Aber das war jetzt nicht zu vermeiden. Ruth war schließlich für sie in die Bresche gesprungen. Also erzählte sie. Sogar von Maras Party, was bei Ruth zu einem Lachanfall führte.

»Großartige Show, solche Mädchen habe ich auch in der Klasse. Ich wollte schon immer wissen, was die in ihrer Freizeit machen!« Betty wischte sich die Lachtränen aus den Augen.

Nachdem Lina mit dem ersten Besuch in Silberscheins Stall geendet hatte, sagte Ruth: »Eins ist klar,

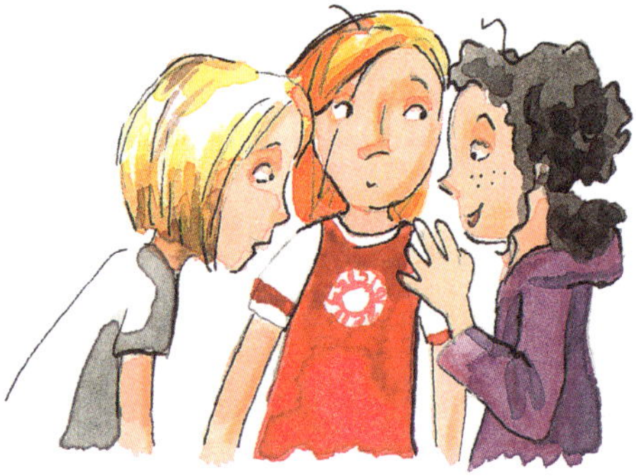

du konntest echt nicht wissen, dass du Betty in die Suppe spuckst. Es ist typisch Möhrchen, dass sie jedem helfen will. Aber Betty wird das egal sein, fürchte ich.«

»Und wenn ich freiwillig auf Silberscheins Pflege verzichte?«, bot Lina an, obwohl es ihr schwerfiel.

»Wie ich Betty kenne, schaltet sie auf stur und geht dir trotzdem aus dem Weg«, vermutete Betty.

»Außerdem ist nicht gesagt, dass Möhrchen mitspielen würde. Am Ende überlässt sie Silberschein jemand ganz anderem oder kümmert sich wieder selbst um sie«, gab Saskia zu bedenken.

»Eben, zu viel Wechsel ist für Stute und Fohlen nicht gut. Und das Wohl ihrer Pferde geht Möhrchen über alles andere«, bestätigte Ruth.

Die drei schwiegen. Ihnen fiel einfach nichts ein, um Betty zu besänftigen. Wäre es nur nach Lina gegangen, hätte sie Betty schmollen lassen. Aber das konnte sie Saskia und vor allem Ruth nicht antun. Und es wäre zu blöd, wenn sie gleich am Anfang eine Feindin hier auf dem Hof hatte. Da erinnerte sie sich daran, was ihre Mutter einmal gesagt hatte, als eine Arbeitskollegin ständig an ihr herumgemeckert hatte: »Mit Speck fängt man Mäuse!«

11. Kapitel

Apfelkuchen mit Sahne

»Ich hab's!«, rief Lina. »Was isst Betty am liebsten? Hat sie ein Leibgericht?«

Die beiden anderen sahen sich verständnislos an.

»Für Apfelkuchen mit Sahne würde sie sterben. Aber wofür ist das wichtig?«, sagte Ruth zögernd.

»Wir machen für Betty ein Versöhnungsfest. Mit Apfelkuchen und natürlich viel, viel Sahne. Da muss sie einfach kommen, und mit genug Kuchen im Mund hört sie mir bestimmt zu!«

»Könnte funktionieren«, räumte Ruth ein.

»Bei mir würde es das, allerdings nicht mit Apfelkuchen, sondern mit Schokolade«, grinste Saskia.

»Das war mir klar«, meinte Lina.

»Aber wie bringen wir Betty dazu, dass sie überhaupt kommt?«, fragte Ruth.

»Das ist dein Job. Du musst dich wieder mit ihr vertragen und sie hierherlotsen, wenn wir alles vorbereitet haben«, erklärte Lina.

»Als Erstes fragen wir Möhrchen«, spann Saskia den Plan weiter.

Möhrchen hatte zum Glück nichts dagegen, dass die Mädchen am Samstag für ein paar Stunden das Stüberl benutzten. Als sie von dem blöden Missverständnis erfuhr, bot sie sofort an, mit Betty zu reden. Aber Lina und Saskia wollten das lieber selbst aus der Welt schaffen. Dennoch ließ die Reitlehrerin es sich nicht nehmen, wenigstens ein paar Flaschen Apfelsaft zu der Party beizusteuern.

Beim Apfelkuchen musste Linas Mutter helfen. Lina hätte zwar auch gerne allein gebacken, aber sie musste sicher sein, dass der Kuchen gelang. Dafür war mütterliche Hilfe nötig.

»Warum Apfelkuchen? Du magst doch viel lieber Käsekuchen«, fragte ihre Mutter neugierig.

»Och, im Stall essen sie alle lieber Apfel.«

Alles musste ja auch die beste Mutter der Welt nicht wissen. Hauptsache, sie kramte ihr feinstes Rezept raus, damit es Betty auch bestimmt schmeckte.

Saskia sollte sich in der Zeit um die Deko kümmern, Luftballons und Luftschlangen, vor allem aber Lampi-

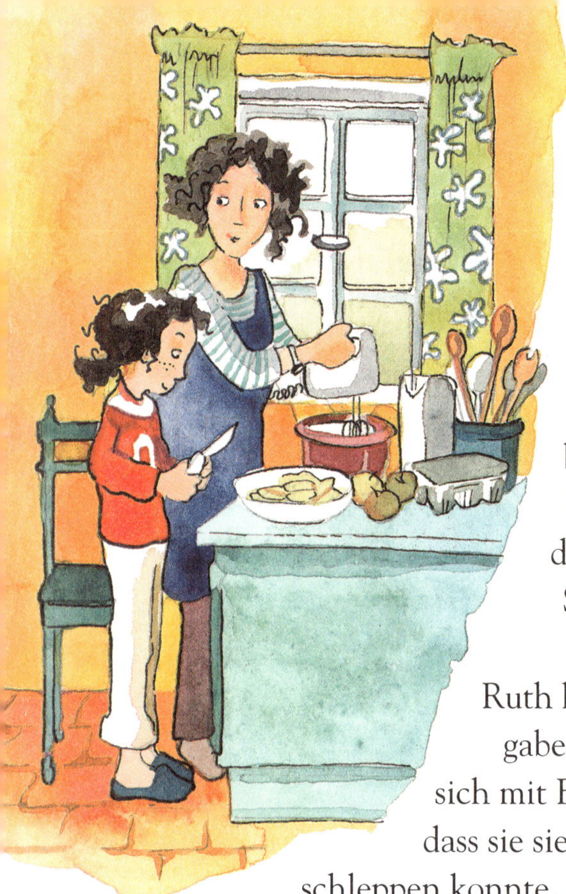

ons und Lichterketten, damit das Stüberl möglichst gemütlich wurde. Und Musik. »Falls Betty doch rumzickt, können wir ganz laut aufdrehen, bis sie sich wieder beruhigt hat«, meinte Ruth. Als sie das sagte, mussten Lina und Saskia mal wieder kichern.

Ruth hatte die schwierigste Aufgabe. Hoffentlich gelang es ihr, sich mit Betty so weit zu versöhnen, dass sie sie auf das Überraschungsfest schleppen konnte. Betty sollte nämlich lieber erst im Stüberl merken, dass Lina auch da war. Sonst käme sie vielleicht gar nicht erst, und der ganze Plan wäre geplatzt. Lina drückte ganz fest die Daumen. Sie und Saskia hatten mit Ruth vereinbart, sich den ganzen Freitag nicht auf dem Hof blicken zu lassen, damit Ruth freie Bahn hatte. Lina merkte, dass ihr etwas fehlte. Sie vermisste den Trubel auf Möhrenfeld, und es fiel ihr schwer, heute Silberschein und Sindbad nicht zu besuchen. Möhrchen hatte zwar versichert, dass sie einen Tag ohne ihre Helferinnen auskam, aber trotzdem. Lina war längst nicht mehr nur wegen Saskia auf dem Reiterhof. Deshalb musste die Sache mit Betty unbedingt klappen. Gedankenverloren schnippelte sie die Äpfel in kleine Stücke.

»Sag mal, können wir vielleicht mit Schokoglasur einen Pferdekopf auf den Kuchen malen?«, fragte sie ihre Mutter.

»Du bist genauso pferdeverrückt wie ich damals!«, stellte ihre Mutter fest.

Ihre Mutter fuhr sie mit dem Auto nach Möhrenfeld, damit Lina Kuchen und Sahnetopf nicht auf dem Fahrrad balancieren musste. Saskia war mit von der Partie. »Riecht lecker!«, sagte sie. Aber eigentlich waren die beiden viel zu nervös, um sich darüber Gedanken zu machen. Ob Ruth es geschafft hatte? Um drei sollte sie mit Betty auftauchen. Blieb noch eine Stunde. An der Tür hing ein Schild: »Von 14:00 Uhr bis 17:00 Uhr reserviert für Ruth«. Das hatte Möhrchen hingehängt, damit sie ungestört waren, Betty aber nicht gleich den Braten roch. Sie platzierten den Apfelkuchen so geschickt in der Mitte des Raumes, dass Bettys erster Blick darauf fallen musste. Daneben die Sahneschüssel, Möhrchens Saft, Becher und Teller. Dann schmückten sie den Raum.

»Sieht toll aus«, stellte Lina zufrieden fest, als sie nach einer Weile ihr Werk betrachteten. Fröhlich kunterbunt war das Stüberl und durch die Lampions noch gemütlicher als sonst.

»Wenn sie da keine gute Laune kriegt, weiß ich auch nicht!«, meinte Saskia zuversichtlich.

Die letzten Minuten zogen sich wie Kaugummi. Dann endlich hörten sie Schritte.

Schnell huschte Lina hinter die Tür, damit Betty sie nicht gleich sah.

»He, ich habe doch heute gar nicht Geburtstag!« Betty kam gut gelaunt mit Ruth herein. Wie geplant steuerte sie direkt auf den Kuchen zu. So weit lief es wie geschmiert.

»Ist das etwa Apfelkuchen?« Betty klang begeistert.

»Ja, willst du ein Stück?«, hörte Lina Ruth sagen. Von ihrem Versteck aus konnte sie beobachten, wie Saskia ein großes Stück Kuchen abschnitt, auf einen Teller packte und Betty in die Hand drückte.

»Dann hast du wohl Geburtstag – alles Gute!«, wandte sich Betty an Saskia und schob sich einen Bissen in den Mund. »Hm, superlecker, selbst gemacht?«,

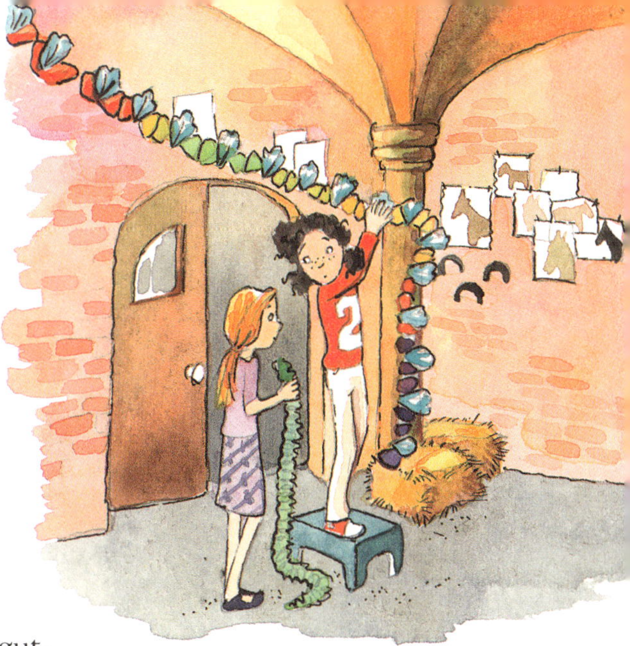

fragte sie, als sie den Mund wieder leer hatte, nahm aber sofort noch einen ziemlich großen Bissen.

In dem Moment kam Lina aus ihrem Versteck. »Den habe ich mit meiner Mama gebacken. Als Wiedergutmachung – wegen Silberschein! Na, du weißt schon …«

Betty drehte sich ungläubig um, und ihre Augen wurden schmal. »Wa-schpf…«, versuchte sie etwas zu sagen, aber der Kuchen in ihrem Mund hinderte sie daran.

»Ich hab mitgekriegt, wie sauer du wegen Sindbad und Silberschein warst.« Lina suchte nach Worten: »Und da dachte ich, dachten wir, na ja …« Sie verstummte und sah Hilfe suchend zu Ruth und Saskia, aber die beiden zuckten nur ratlos mit den Schultern. Betty biss gerade zum dritten Mal in ihr Kuchenstück und kaute und kaute, dabei sah sie Lina an.

Es war so still, dass man eine Stecknadel hätte fallen hören.

Will Betty jetzt ihren ganzen Kuchen aufessen, ohne etwas zu sagen? Lina konnte es nicht fassen. Da sah sie, wie Bettys Mundwinkel zuckten – oder hatte sie sich getäuscht? Sie sah noch mal genau hin, und in dem Moment fing Betty an zu lachen. Jetzt waren die drei anderen völlig ratlos.

»Reingefallen!«, rief Betty. »Ich hatte sowieso vor, mich nicht mehr so anzustellen. Schließlich wollte ich mich auch nicht mit Ruth streiten. Na, und jetzt mit dem Apfelkuchen!« Betty musste schon wieder lachen. Und da fielen die anderen mit ein.

»Bist du eigentlich wahnsinnig, uns so an der Nase rumzuführen?«, kicherte Ruth und knuffte Betty in die Seite.

»Wir haben uns solche Mühe gegeben!«, japste Saskia.

»Das habt ihr wirklich. Du vor allem, Lina!« Betty grinste.

»Ich wollte eben unbedingt das Kriegsbeil begraben!«

»Obwohl ich so gemein war! Weiß gar nicht, ob ich das verdient hab«, sagte Betty etwas kleinlaut.

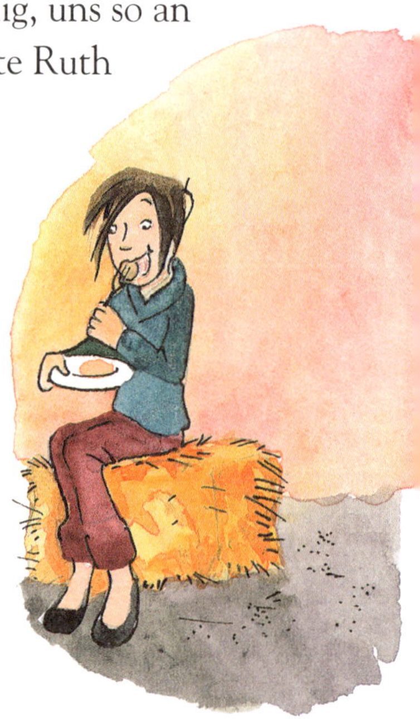

»Hast du nicht. Aber so haben wir schließlich alle was davon. Möchte noch jemand ein Stück Kuchen?« Ruth war schon wieder ganz die Alte.

»Halt, bevor wir zum gemütlichen Teil übergehen, würde ich trotzdem noch ganz gerne wissen, wieso Möhrchen dir Silberschein überlassen hat.« Betty sah zu Lina.

Die hatte eigentlich erwartet, dass es ihr am allerschwersten fallen würde, auch noch Betty in ihre Anfangsängste einzuweihen, aber Betty konnte Lina gut verstehen.

»Als mein Paps mich das erste Mal mit in den Stall genommen hat, bin ich schreiend vor einem Pony weggerannt, weil ich dachte, es würde mich zertreten. Er musste mit Engelszungen auf mich einreden, bevor ich wieder aus der Futterkammer kam«, erzählte Betty.

»Und wie alt warst du da?«, fragte Lina.

»Drei. Aber das Alter ist doch egal, am Anfang kommen einem Pferde nun mal riesig vor!«

Lina konnte es kaum fassen. Dass es so gut ausgehen würde, hätte sie nie gedacht. Der Nachmittag wurde grandios. Sie aßen den ganzen Kuchen auf, bis ihnen fast schlecht war, und dann tanzten sie wild durchs Stüberl und fielen sich abwechselnd in die Arme.

Irgendwann steckte Möhrchen den Kopf zur Tür herein. »Na, alles in Ordnung bei euch?«

»Ja, klar!«, rief Betty zurück. »Von nun an kümmern wir uns alle um Lina. Und auf ein Pferd kriegen wir sie auch noch!«

»Kann schon sein!«, meinte Lina und grinste überglücklich.

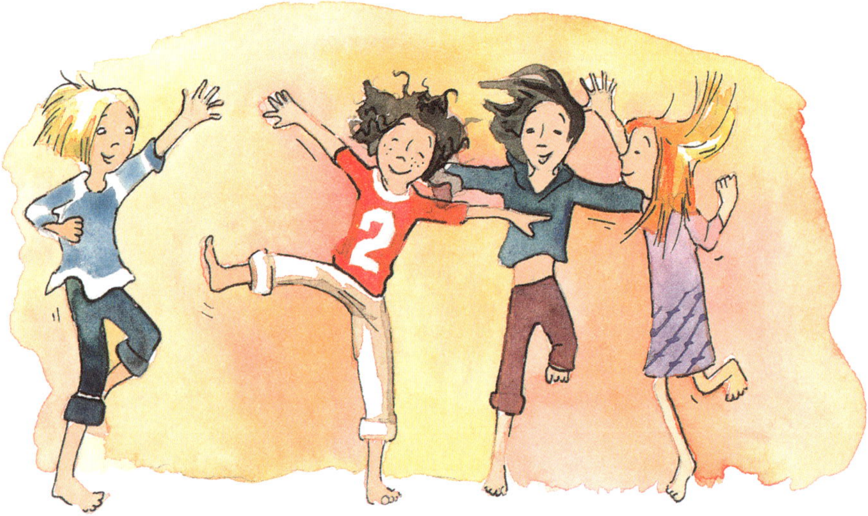

LESE RATTEN

Mellie liebt nichts so sehr wie ihr Pony

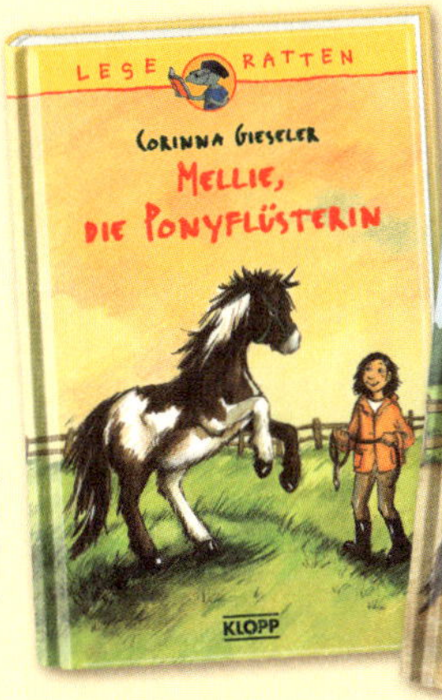

Corinna Gieseler
Mellie, die Ponyflüsterin
Ab 8 · 128 Seiten
ISBN 978-3-7817-2400-6

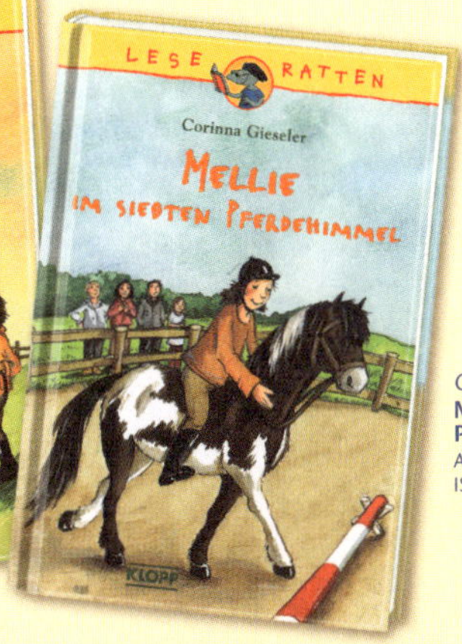

Corinna Gieseler
Mellie im siebten Pferdehimmel
Ab 8 · 128 Seiten
ISBN 978-3-7817-2404-4

Mellie kann sich nichts Schöneres vorstellen, als ein eigenes Pony zu haben. Als es ihr gelingt, das Vertrauen des eingeschüchterten und störrischen Colorado zu gewinnen, wird ihr Traum wahr: Sie bekommt Colorado als Pflegepony. Doch dann soll Colorado verkauft weden …

Die erfolgreichen Leseratten von Mellie, der Pferdeflüsterin – ein Muss für alle Pferdefans!

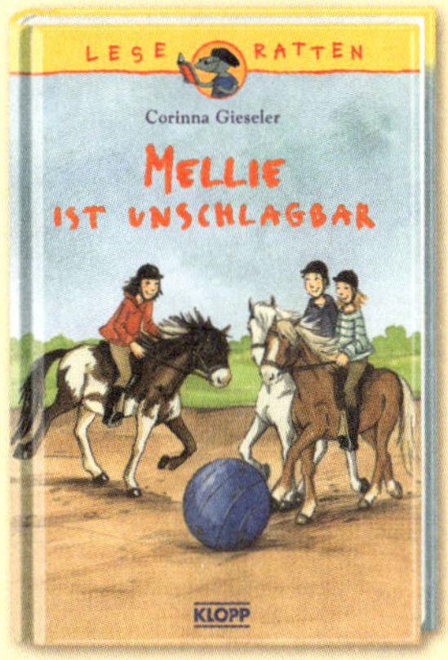

Corinna Gieseler
Mellie ist unschlagbar
Ab 8 · 112 Seiten
ISBN 978-3-7817-2411-2

KLOPP

Weitere Informationen unter:
www.klopp.biz

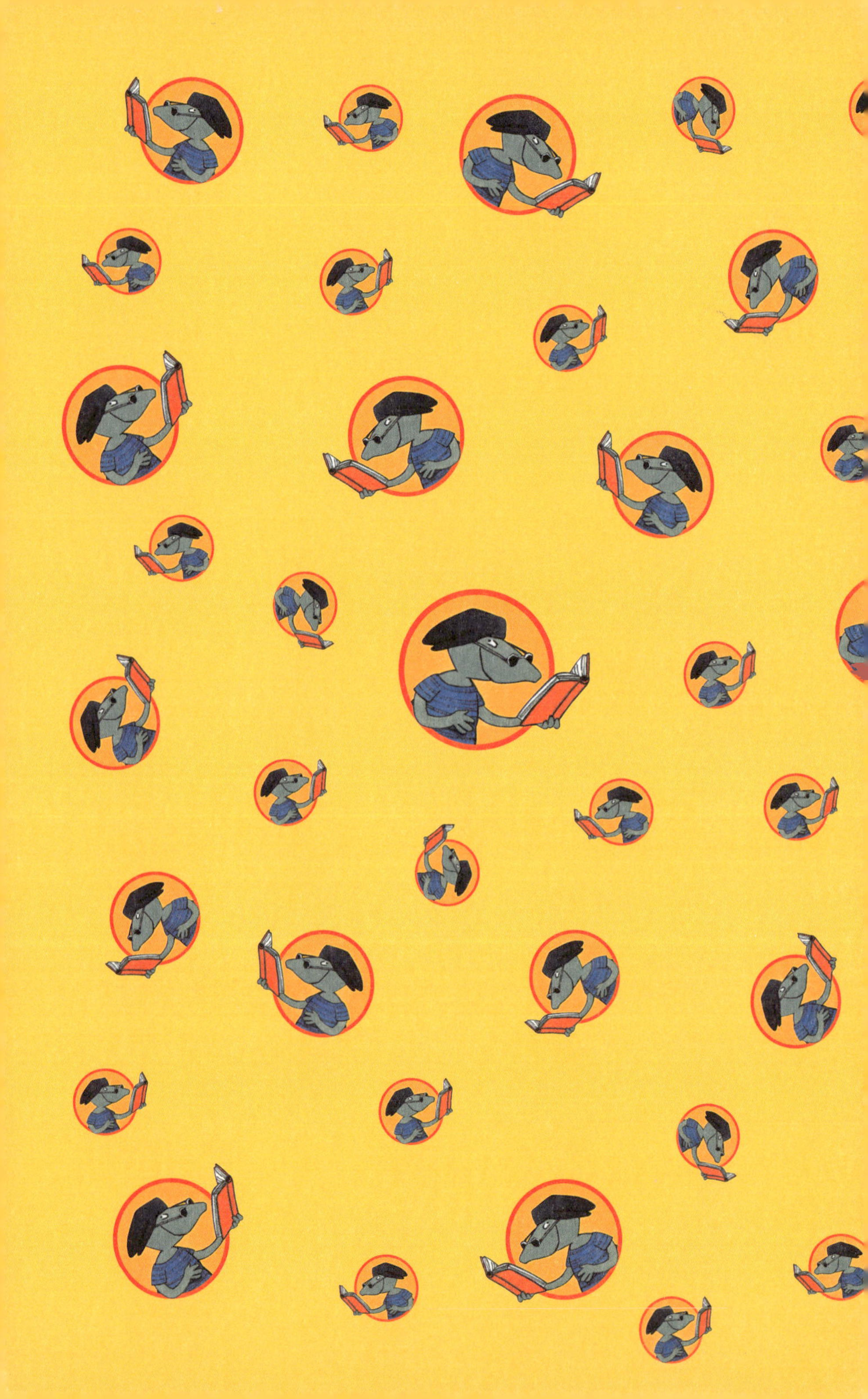